Andreas Beutel

Mit
Schüßler-Salzen
abnehmen

natürlich und wirksam

Andreas Beutel

Mit Schüßler-Salzen abnehmen

natürlich und wirksam

Weltbild

Inhaltsverzeichnis

Vorwort

Die Therapie mit Schüßler-Salzen, die der Oldenburger Arzt Wilhelm Heinrich Schüßler (1821-1898) im 19. Jahrhundert begründete, ist seit langem für die Behandlung verschiedenster Krankheiten sehr beliebt. Kein Wunder, richtig angewandt sind die Salze äußerst wirksam und Nebenwirkungen sind kaum zu befürchten. Gerade in den letzten 15 Jahren haben die Lebenssalze geradezu einen Boom erlebt.

Es kommt nicht selten vor, dass meine Patienten mir von ihren mehr oder weniger erfolgreichen Eigenbehandlungen mit Schüßler-Salzen bei den verschiedensten Beschwerden berichten. Was mir dabei immer wieder auffällt: Häufig werden bei der Selbstbehandlung die Salze zu schwach dosiert, die Mittel zu kurz, manchmal auch zu lang, eingenommen und (etwas seltener) die falsche Potenz gewählt. Für eine erfolgreiche Einnahme reicht es aber nicht aus, nur das passende Schüßler-Salz zu wählen. Vielmehr sind eben auch die richtige Dosierung, Potenz und der Einnahmezeitraum von entscheidender Bedeutung.

Deshalb habe ich in diesem Buch besonderen Wert darauf gelegt, Ihnen liebe Leser, sehr konkrete Angaben zur Schüßler-Behandlung zu machen. Ihnen soll immer klar sein, welches Schüßler-Salz Sie wie oft und wie lange einnehmen.

Außerdem ist es mir wichtig, dass Sie gesund abnehmen und dauerhaft Ihr Wunschgewicht halten. Der Weg dorthin und wie die Schüßler-Salze Sie dabei sanft, aber effektiv unterstützen können, ist im vorliegenden Buch beschrieben. Machen Sie sich auf den Weg!

Viel Erfolg!

Ihr Andreas Beutel
Augsburg, im Herbst 2011

Die liebe Not mit den Pfunden

Bei Umfragen geben regelmäßig um die 80 Prozent der Deutschen an, dass sie in den vergangenen zwei Jahren mindestens eine Diät gemacht haben. Die Unzufriedenheit mit dem eigenen Körper scheint groß zu sein. Dabei ist nicht immer ein wirkliches Übergewicht die Motivation zum Abnehmen. Besonders junge Mädchen und Frauen lassen sich in Sachen Körper- und Schönheitskult leicht durch die Medien beeinflussen: Mager-Models und Schauspielerinnen gaukeln ein Ideal vor, dem nachzueifern fatale Folgen haben kann.

In den meisten Fällen steckt aber doch ein zu hohes Körpergewicht hinter dem Wunsch abzunehmen. Im Jahr 2011 galten laut dem Arzt Achim Peters, Professor für Innere Medizin an der Universität Lübeck, 75,4 Prozent der deutschen Männer als übergewichtig und 58,9 Prozent der Frauen. Sie stellen also tatsächlich die Mehrheit der Bevölkerung. Übrigens ist Übergewicht nicht nur ein Phänomen von Amerikanern oder Deutschen, in allen Industrie- und damit Wohlstandsnationen sind die Zahlen ähnlich.

Allerdings sind solche Prozentangaben über den Anteil an Übergewichtigen in der Bevölkerung mit Vorsicht zu genießen: Würde man die Grenze, ab der man als übergewichtig gilt, von einem Body-Mass-Index (BMI, siehe Seite 15f.) von 25 auf zum Beispiel 27 erhöhen, würde der Anteil der Übergewichtigen im Verhältnis zur Gesamtbevölkerung dramatisch verringern. Der BMI-Grenzwert ist mehr oder weniger willkürlich.

Laut einer Studie im Auftrag des Bundesministeriums für Ernährung, Landwirtschaft und Verbraucherschutz ist die deutsche Durchschnittsfrau 1,63 Meter groß, wiegt 69,9 Kilogramm, hat einen Taillenumfang von 83 Zentimetern und einen Hüftumfang von 103,6 Zentimetern. Ihr Body-Mass-Index liegt bei knapp über 26, und damit gilt sie bereits als leicht übergewichtig.

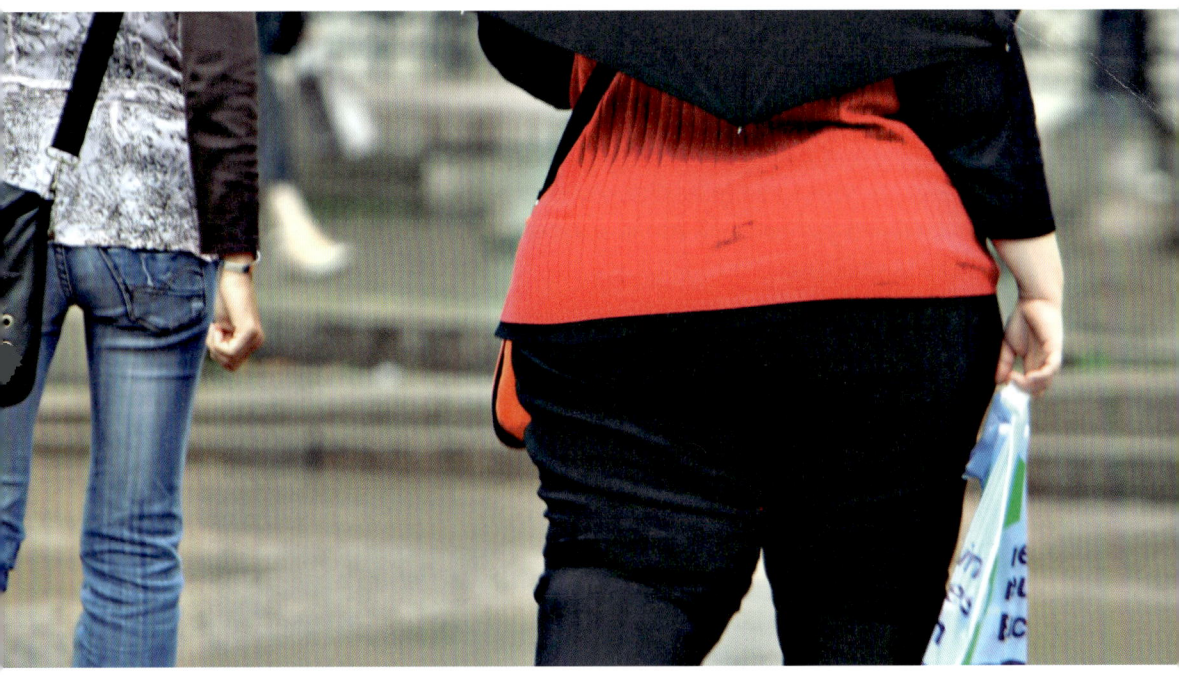

Die Menschen werden immer dicker.

Dennoch ist es nicht zu übersehen, die Menschen werden immer dicker. Übergewicht und besonders Fettsucht (Adipositas) stellen einen bedeutenden Risikofaktor für schwere Stoffwechselerkrankungen, zum Beispiel Diabetes mellitus, Arteriosklerose, und Gelenkbeschwerden dar.

Die Medizin hat das Problem erkannt. Zahlreiche Studien beschäftigen sich mit der Frage nach den Ursachen des Übergewichts und natürlich mit dem besten Weg, abzunehmen und das Gewicht dauerhaft zu halten. Die weltweit forcierte Forschung zu Übergewicht bringt immer neue interessante Aspekte zum Vorschein, so zum Beispiel auch Dr. Peters' folgende Theorie: Ein gesunder Stoffwechsel funktioniert aufgrund der gut aufeinander abgestimmten Befehle des Gehirns, das bei Anstrengung Energie aus den Körperdepots anfordert – zuerst aus der Leber, dann aus dem Muskelgewebe und zuletzt aus dem Fettgewebe. Das wäre der normale Vorgang bei einer längeren anhaltenden körperlichen Anstrengung. Ist diese wieder vorbei, gibt das Gehirn den Befehl, die leeren Energiereserven wieder aufzufüllen – nämlich mit Nahrungsaufnahme, der Körper reagiert mit Hunger. Peters beschreibt, dass bei Übergewichtigen genau dieses eigentlich wunderbar funktionierende Zusammenspiel gestört ist, besonders häufig aufgrund von Dauerstress im beruflichen wie im sozialen Umfeld, der das Gehirn die Kontrolle über den Energiehaushalt verlieren lässt. Die Folge: Es muss immer mehr gegessen werden, um ein Wohlgefühl auszulösen.

Auch Philippe Beissner geht am Stoffwechselzentrum der Klinik Hirslanden in Zürich dem Phänomen Übergewicht nach. Er ist zu dem Ergebnis gekommen, dass neben der Essmenge und der Bewegung, zwei natürlich grundlegenden Ursachen, auch die soziale Umgebung wichtig ist. Ohne Veränderungen in diesem Bereich sei der individuelle Versuch, das Übergewicht zu reduzieren, hoffnungslos, so Beissner. Auch er weiß, warum Diäten nicht funktionieren können. Denn dabei reagiert der Körper mit

Sind die Gene schuld?

Schlagzeilen in den Tageszeitungen wie „Gene schuld am Übergewicht!" finden immer große Aufmerksamkeit, weil sie uns suggerieren: Ich kann sowieso nichts dafür, dass ich leichter Speck ansetze als andere. Doch Experten sind sich nach wie vor in dieser Frage nicht sicher. Eine eindeutige „Entschuldigung" kann es also leider nicht geben.

Experten glauben, dass zwischen 40 und 70 Prozent Vererbung im Spiel ist, wenn ein Mensch mit Übergewicht oder sogar Fettleibigkeit zu kämpfen hat. Welche Gene genau dafür verantwortlich sind, hat unter anderen ein Forscherteam an der Universität Cambridge im US-Staat Massachusetts erforscht. Nach derzeitigem Wissensstand sind um die 32 verschiedene Gene mit einer Beziehung zum Körpergewicht bekannt; darunter Gene, die für die Regulierung des Hunger- und Sättigungsgefühls oder die Verteilung des Fetts im Körper verantwortlich sind. Genetisch werden also vor allem zwei Komponenten der Gewichtsregulierung gesteuert: zum einen, wie viel der jeweilige Mensch isst, bevor er ein Sättigungsgefühl hat, und zum anderen, wo am Körper er überwiegend Fettpolster ansetzt.

Doch was die Forscher mit ihren eingehenden Untersuchungen belegen konnten: Man ist den Genen nicht ausgeliefert. Die Hauptursache für ein zu hohes Körpergewicht liegt im ganz persönlichen Lebensstil.

einer negativen Rückmeldung: Weil die Nahrungszufuhr sinkt, befürc
er einen Energiemangel und reagiert damit mit noch mehr Hunger
ist seine natürliche Überlebensstrategie. Eine Schlüsselrolle in diesem Zu-
sammenhang kommt einem Hormon mit dem Namen Leptin zu. Mithilfe
dieses Botenstoffs senden die Fettzellen ihren SOS-Ruf an das Gehirn, um
zu signalisieren, dass die mühsam für schlechte Zeiten angelegten Fett-
vorräte abgebaut werden. Das Gehirn reagiert zum einen damit, dass der
Energieverbrauch des Körpers möglichst reduziert wird, und zum anderen mit Hunger. Beissner ist sich sicher: Wenn es nicht gelingt, dieses
Muster zu durchbrechen, nimmt man nach einer Diät oder Fastenkur immer wieder zu.

Die Forschungen zur Entstehung von Übergewicht werden in den nächsten Jahren und Jahrzehnten weitere interessante Theorien hervorbringen.
Doch ob damit eine eindeutige Erklärung geliefert werden kann, bleibt zu

Oder sind die Darmbakterien die Lösung?

Neben den Genen sind auch die Bakterien im menschlichen Darm in jüngster Zeit
in den Fokus der Wissenschaftler gerückt, so etwa von Professor Stephan C. Bischoff vom Institut für Ernährungsmedizin an der Universität Stuttgart-Hohenheim. Diese Bakterien unterstützen nicht nur die Verdauung und haben Einfluss auf
das Immunsystem des Menschen, sie sind auch an Stoffwechselvorgängen beteiligt. Die Zahl der unterschiedlichen Bakterienstämme ist in der Regel bei allen
Menschen ähnlich, individuell sehr unterschiedlich ist dagegen die Anzahl der einzelnen Bakterien. Auch die Nahrung hat großen Einfluss darauf, welche Darmbakterien stärker vertreten und damit aktiver sind als andere. Untersuchungen
haben gezeigt, dass sich die Darmflora von Übergewichtigen von der Normalgewichtiger unterscheidet. Eine bestimmte Bakteriengruppe mit Namen Firmicutes
ist bei Menschen mit einem erhöhten Körpergewicht erhöht, während andere
Gruppen zahlenmäßig weniger stark vertreten sind. Damit können Übergewichtige
komplexe Kohlenhydrate sowie Zellulose und andere Pflanzenfasern, die eigentlich
unverdaulich sind, aufspalten und aufnehmen. Laut Bischoff von der Universität
Stuttgart-Hohenheim ist die Ursache für diese Beobachtung noch nicht geklärt,
aber es stellt sich die interessante Frage, welchen Einfluss die Darmflora auf das
Gewicht eines Menschen nimmt.

bezweifeln. Wie bei vielen anderen gesundheitlichen Problemen auch, handelt es sich um ein Geschehen, das von vielen Faktoren abhängig ist. Zuallererst von der jeweiligen Lebensweise.

Das wirksamste Mittel, um Gewicht zu verlieren und die verlorenen Pfunde auch dauerhaft los zu sein, ist daher neben einer gesunden und ausgewogenen Ernährung (siehe Seite 63f.) die Steigerung der körperlichen Aktivität (siehe Seite 69f.). Das sind die beiden Grundpfeiler, auf denen alle anderen Maßnahmen aufbauen.

Damit eng verknüpft ist die individuell sehr unterschiedliche konstitutionelle Veranlagung. Manche Menschen haben einen trägen Stoffwechsel, und andere wiederum scheinen wie eine Kerze zu sein, die an beiden Enden brennt. Der eine ist ein guter, der andere ein schlechter Essensverwerter. Manche neigen schon von ihrer Veranlagung her zum Verschlacken und Übersäuern. Andere können sich deutlich mehr Ernährungssünden leisten und haben damit kein Problem.

Alle diese körperlichen, aber auch psychischen Faktoren müssen berücksichtigt werden. Die Schüßler-Salze sind dafür sehr gut geeignet. Sie helfen Stoffwechsel-Blockaden und psychische Blockaden aufzuheben. Auch konstitutionelle Veranlagungen (siehe Seite 57f.) können beeinflusst werden. Wie genau, erfahren Sie in diesem Buch.

Wann ist man übergewichtig?

Zu viele Pfunde mit sich herumzutragen zählt zu den wichtigsten Risikofaktoren vieler unserer modernen Zivilisations-Krankheiten. An erster Stelle wird hier jeder Arzt die Herz-Kreislauf-Erkrankungen nennen, besonders den Herzinfarkt. Aber auch für Stoffwechselkrankheiten etwa des Fettstoffwechsels oder der Insulinausschüttung beim Diabetes mellitus ist Übergewicht eine mögliche Ursache und bekannter wie anerkannter bedeutender Risikofaktor. Doch ab wann ist Übergewicht im medizinischen Sinne bedenklich? Wer legt überhaupt fest, ab wann man als übergewichtig gilt? Auf diese Fragen gibt es leider keine allgemein gültigen und einfachen Antworten. So individuell wie jeder Mensch ist, ist auch seine persönliche körperliche Reaktion auf Übergewicht. Der eine wird mit ein paar Kilos zu viel recht gut klarkommen und sein Herz deswegen keinen Schaden nehmen, ein anderer aber doch. Es scheint sogar so zu sein, dass ein moderat Übergewichtiger, der sich viel bewegt, gesünder lebt als ein Normalgewichtiger, der sich wenig bewegt. Nicht gemeint ist damit natürlich die Grenze zur sogenannten Adipositas, der Fettsucht, die in jedem Fall eine ernsthafte gesundheitliche Belastung für jeden Menschen darstellt.

Im folgenden Kapitel stelle ich Ihnen kurz zwei unterschiedliche Methoden vor, mit denen Mediziner das Körpergewicht einteilen.

Der Body-Mass-Index

Der Body-Mass-Index ist eine Messziffer, um das Körpergewicht eines Menschen mit seiner Körpergröße in ein Verhältnis zu setzen und damit eine Aussage über mögliches Übergewicht zu erhalten. Allerdings kann der BMI nur ein Richtwert sein, schließlich müssen auch das Geschlecht, die Statur und das Verhältnis von Fett- und Muskelgewebe eines Menschen bei der Beurteilung des Körpergewichts berücksichtigt werden.

Derzeit ist der Body-Mass-Index das Maß aller Dinge, wenn es um Übergewicht geht. Doch Mediziner fordern eine neue Mess-Methode.

Unter anderem deshalb, weil Sportler mit der BMI-Berechnung mitunter Frustrierendes erleben: Bestimmen sie ihren BMI, gelten sie als übergewichtig und gesundheitsgefährdet. Der Index unterscheidet nämlich nicht, ob die Kilos durch mühsam antrainierte Muskeln oder durch Fett zustande kommen. Gerade bei Menschen mit viel Muskelmasse ist der BMI daher nicht sehr hilfreich.

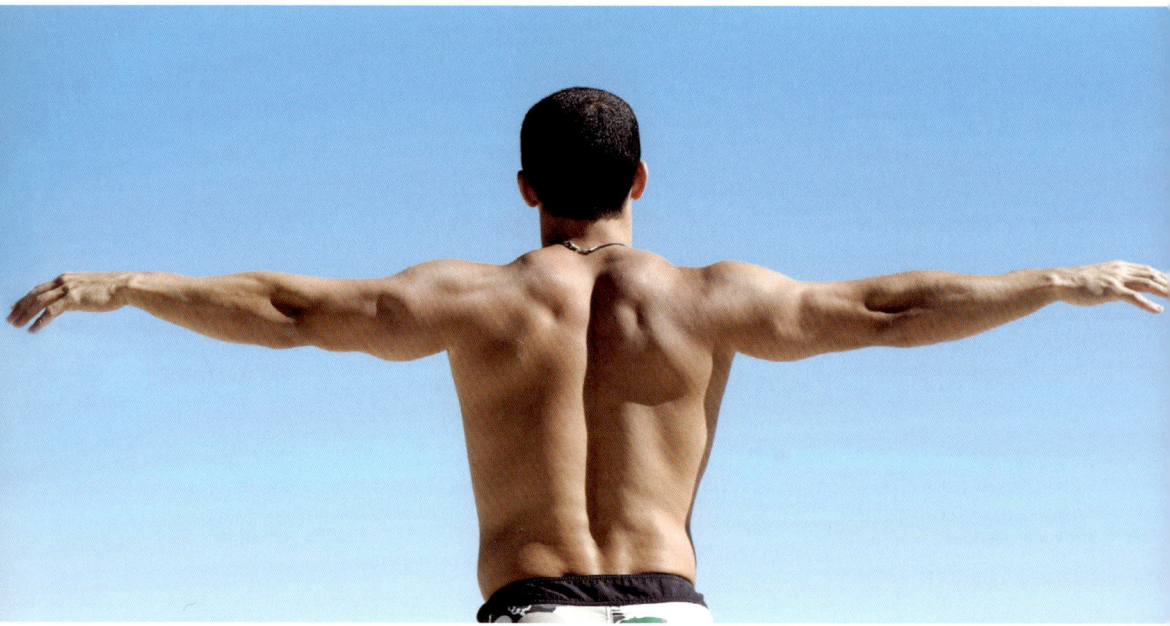

Muskeln sind schwerer als Fett – Sportler haben häufig einen hohen BMI.

Nicht nur für Sportler ist er wenig aussagekräftig, bei älteren Menschen können Wassereinlagerungen fälschlich ins Gewicht fallen. Mehr noch, auch in der Normalbevölkerung sagt der Index weniger über Gesundheitsrisiken aus als lange gedacht. Denn nicht die Menge, sondern die Verteilung des Körperfetts ist entscheidend für bestimmte Krankheitsgefahren.

Trotzdem möchte ich Ihnen hier die Berechnung des BMI genauer erläutern, weil er einfach ein erster Hinweis sein kann, wo auch Sie mit Ihrem Körpergewicht stehen.

Die Formel für den BMI stammt aus dem 19. Jahrhundert. Dabei teilt man das Körpergewicht durch die zum Quadrat genommene Körpergröße. Die Rechenarbeit übernehmen mittlerweile auch zahlreiche Internettools. Als normal gilt der Weltgesundheitsorganisation zufolge ein Wert zwischen 18,5 und 25 (siehe Tabelle).

So berechnen Sie Ihren Body-Mass-Index (BMI)

BMI = kg / m^2

Die Körpermasse in Kilogramm wird durch die Körpergröße
in Metern zum Quadrat geteilt. Ein Beispiel:
Bei einer Körpergröße von 1,75 Metern und einer Körpermasse
von 70 Kilogramm errechnet sich folgender BMI:
70 kg / (1,75 m)^2 = 22,9

Die Einteilung des BMI-Werts

BMI	Bewertung (laut WHO)
unter 16	starkes Untergewicht
16 – 17	mäßiges Untergewicht
17 – 18,5	leichtes Untergewicht
unter 18,5	**Untergewicht**
18,5 – 25	**Normalgewicht**
über 25	**Übergewicht**
25 – 30	Präadipositas
30 – 35	Adipositas Grad I
35 – 40	Adipositas Grad II
über 40	Adipositas Grad III

Der Bauchumfang

Eine weitere Möglichkeit herauszufinden, ob das individuelle Übergewicht ein gesundheitliches Risiko darstellt, ist die Messung des Bauchumfangs, auch Taillenumfang genannt. Damit ist der Bereich zwischen dem unteren Rippenbogen und der Oberkante des Hüftknochens gemeint, der etwa zwei Fingerbreiten über dem oberen Beckenkamm liegt. In diesem eben beschriebenen Bereich wird der Bauchumfang gemessen und somit auf indirekte Weise das in der Bauchhöhle liegende Fettgewebe bestimmt.

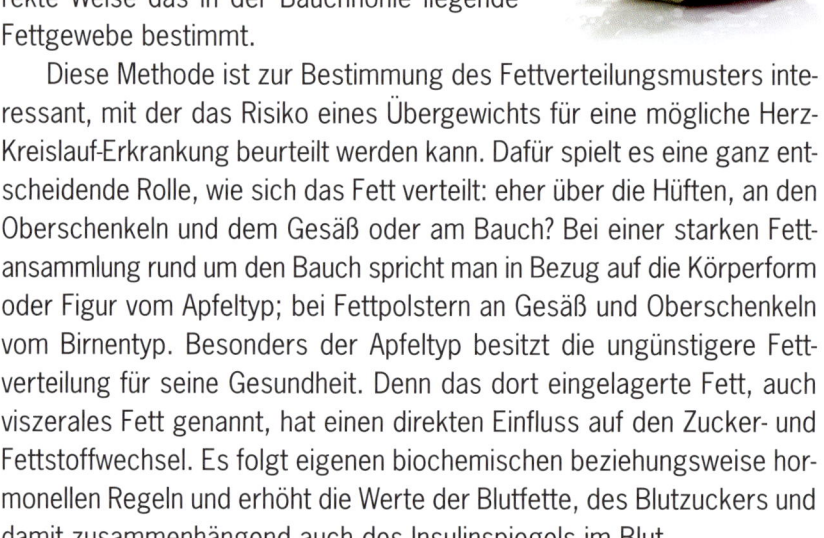

Diese Methode ist zur Bestimmung des Fettverteilungsmusters interessant, mit der das Risiko eines Übergewichts für eine mögliche Herz-Kreislauf-Erkrankung beurteilt werden kann. Dafür spielt es eine ganz entscheidende Rolle, wie sich das Fett verteilt: eher über die Hüften, an den Oberschenkeln und dem Gesäß oder am Bauch? Bei einer starken Fettansammlung rund um den Bauch spricht man in Bezug auf die Körperform oder Figur vom Apfeltyp; bei Fettpolstern an Gesäß und Oberschenkeln vom Birnentyp. Besonders der Apfeltyp besitzt die ungünstigere Fettverteilung für seine Gesundheit. Denn das dort eingelagerte Fett, auch viszerales Fett genannt, hat einen direkten Einfluss auf den Zucker- und Fettstoffwechsel. Es folgt eigenen biochemischen beziehungsweise hormonellen Regeln und erhöht die Werte der Blutfette, des Blutzuckers und damit zusammenhängend auch des Insulinspiegels im Blut.

Forschungen haben ergeben, dass sich aus dem gemessenen Bauchumfang ein einfaches Maß für die Risikoeinschätzung für Herz-Kreislauf-Erkrankungen und für Diabetes mellitus ergibt. Es ist deutlich erhöht, wenn der Bauch- oder Taillenumfang bei Frauen über 88 Zentimetern und bei Männern über 102 Zentimetern liegt.

Die Beurteilung des Bauchumfangs		
Risiko	Bauchumfang (cm)	
	Frauen	Männer
erhöht	≥ 80	≥ 94
deutlich erhöht	≥ 88	≥ 102

So messen Sie Ihren Bauchumfang richtig

Wer seinen Bauchumfang selbst zu Hause bestimmen möchte, sollte folgende Tipps befolgen: Messen Sie am besten morgens, vor dem Frühstück! Stellen Sie sich dazu mit freiem und gerade aufgerichtetem Oberkörper vor einen Spiegel und legen Sie ein Maßband um Ihren Bauch. Sie sollten an der dicksten Stelle des Bauches, meist ist das ungefähr auf Höhe des Bauchnabels, messen und dabei leicht ausatmen.

Sollte die Messung Ihres Bauchumfangs laut der Werte in der Tabelle ein erhöhtes oder sogar deutlich erhöhtes Risiko ergeben, sollten Sie dieses Ergebnis mit Ihrem Hausarzt oder Heilpraktiker besprechen.

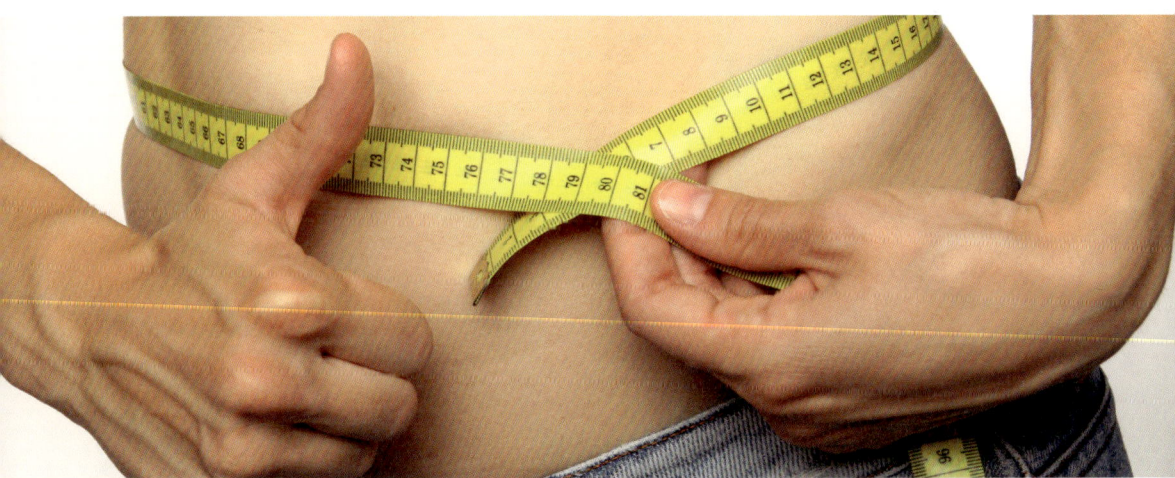

Messung des Bauchumfangs.

Das Taille-zu-Größe-Verhältnis

Mit dem eben beschriebenen Bauchumfang kann man eine weitere Einteilung in Bezug auf mögliches Übergewicht berechnen. Dazu wird der Bauchumfang im Verhältnis zur Körpergröße beurteilt. In diesem Fall spricht man vom sogenannten Taille-zu-Größe-Verhältnis, englisch Waist-to-Height-Ratio (WHtR) genannt. Mit diesem Verhältnis erhält man einen wichtigen Hinweis auf das ebenfalls bereits erwähnte Fettverteilungsmuster und die Einteilung in Apfel- oder Birnentyp. Damit hat diese Methode vor allem für sportliche und muskulöse Menschen den Vorteil gegenüber der BMI-Bestimmung, dass sie nicht fälschlicherweise in die Kategorie übergewichtig beziehungsweise gesundheitlich risikogefährdet fallen.

So berechnen Sie Ihr Taille-zu-Größe-Verhältnis

Taillenumfang / Körpergröße

Der Bauch- oder Taillenumfang in Zentimetern wird durch die Körpergröße in Zentimetern geteilt.

Die Beurteilung des Taille-zu-Größe-Verhältnisses

	Taille-zu-Größe-Verhältnis		
	unter 40-Jährige	40- bis 50-Jährige	über 50-Jährige
kritisch	> 0,5	> 0,5–0,6	> 0,6

Tragen Medikamente Schuld am Übergewicht?

Woran die wenigsten Übergewichtigen denken, wenn es darum geht, ihren persönlichen Dickmachern auf die Schliche zu kommen, sind regelmäßig eingenommene Medikamente. Zu unrecht, wie eine Untersuchung ergab, denn zahlreiche Arzneien können die Nebenwirkung einer Gewichtszunahme haben. Zum Beispiel sogenannte Antihistaminika, die zur Behandlung von Allergien oder Magenschleimhautentzündungen eingesetzt werden. Auch wenn es nicht im Beipackzettel steht, können sie den Appetit anregen. Patienten, die solche Medikamente regelmäßig einnehmen, verspüren mehr Hunger als vor der Einnahme.

Auch Psychopharmaka stehen in Verdacht den Appetit und auch den Durst anzukurbeln. Trinken die Patienten dann statt Wasser vermehrt gezuckerte und stark kalorienhaltige Getränke wie Limonaden, verstärken diese noch zusätzlich die Gewichtszunahme. Die amerikanische Diabetes-Gesellschaft, American Diabetes Association (ADA), hat diese Gefahr bereits erkannt und Empfehlungen für Patienten herausgegeben, die wegen einer Psychose behandelt werden: Bei jedem Arztbesuch solle das Körpergewicht und jährlich der Taillenumfang ermittelt werden. Auch Blutdruck, Nüchternblutzucker und die Blutfettwerte sollen in regelmäßigen Abständen kontrolliert werden. Damit will man beobachten, wie sich das Körpergewicht während der Einnahme bestimmter Medikamente verändert. Weitere Arzneimittelgruppen, die das Körpergewicht beeinflussen können, sind Medikamente, die zum Einsatz kommen bei epileptischen Krampfanfällen (Antiepileptika), Diabetes, Bluthochdruck oder Migräne. Gerade die beim Bluthochdruck oder der koronaren Herzkrankheit eingesetzten Betablocker vermindern den Energiestoffwechsel des Körpers und drosseln die Fettverbrennung.

Natürlich kann man Medikamente aufgrund ihrer Wirkung auf das Körpergewicht nicht einfach absetzen. Bei einer chronischen Krankheit, die eine Einnahme von Medikamenten dauerhaft oder langfristig nötig macht, ist es wichtiger, den Körper insgesamt zu stärken als möglichst schnell und viel abzunehmen. Wichtig ist für die Gesundheit eine ausgewogene Ernährung sowie regelmäßige, an die Erkrankung angepasste Bewegung. Das Wunschgewicht durch Diäten oder Fastenkuren zu erreichen, schwächt den Organismus zusätzlich. Sprechen Sie mit Ihrem Arzt oder Heilpraktiker, was Sie sich zusätzlich Gutes tun können oder ob eventuell der Umstieg auf ein anderes Produkt mit dem gleichen Wirkstoff die Gewichtszunahme reduzieren kann.

Einführung in die Schüßler-Therapie
Die Geschichte der Schüßler-Salze

„Das Wesen der Krankheit ist die krankhaft veränderte Zelle" – Für diesen seinen Satz ist der Berliner Arzt Prof. Dr. Rudolf Virchow (1821-1902) in der Medizingeschichte bis heute bekannt. Zu seiner Zeit – dem 19. Jahrhundert – war diese Erkenntnis bahnbrechend, stellte sie doch das bis dahin gängige Verständnis von Krankheit auf den Kopf. Virchow entdeckte, dass der menschliche Organismus aus einer Vielzahl kleinster Bausteine, den Körperzellen, besteht. Sie sind die eigentlichen Arbeitseinheiten, die das Leben überhaupt erst ermöglichen. Alle unsere Organe und Systeme wie Herz, Haut, Muskeln oder Blut bestehen aus etwa 60 Billionen Zellen. Virchow ahnte bereits damals, dass die Ursache einer Erkrankung in fehlgesteuerten Funktionen in eben dieser kleinsten Einheit des menschlichen Körpers, der Zelle, liegen muss.

Im gleichen Jahrhundert wie Virchow forschte der niederländische Physiologe Jakob Moleschott (1822-1893) über den Stoffwechsel sowie die Wirkung von Mineralsalzen im natürlichen Kreislauf der Natur. Seine Erkenntnisse veröffentlichte er in seinem Buch „Kreislauf des Lebens", das 1852 erschien und für das ihm der Rektor der Universität Heidelberg mit dem Entzug seines Lehrauftrages drohte. Moleschott war der Ansicht, dass Krankheiten der Zelle durch den Verlust an anorganischen Salzen entstehen – eine ebenfalls bahnbrechende Behauptung für die damalige Zeit.

Von Virchows und Moleschotts Forschungsergebnissen war auch ein Oldenburger Arzt äußerst fasziniert: Wilhelm Heinrich Schüßler (1821-1898), Arzt, Homöopath und Begründer des Heilverfahrens mit den nach ihm benannten Schüßler-Salzen. Neben den beiden bereits genannten Forschern wurde Schüßler zu Beginn seines Wirkens als Heiler stark von seinem Zeitgenossen, dem Arzt Samuel Hahnemann (1755-1843), und der von ihm begründeten Homöopathie beeinflusst. Schüßler arbeitete selbst

15 Jahre lang als homöopathischer Arzt. Im Laufe der Jahre verfolgte er aber auch begeistert die Forschungen von Virchow und Moleschott zu Zellen und Geweben und arbeitete sich in deren wissenschaftliche Werke ein, um sich mit der Funktion der anorganischen Salze im Körper vertraut zu machen. Seine eigenen Forschungsarbeiten gingen daher mit der Zeit immer mehr in die Richtung der Mineralsalze, mit denen er ab dem Jahr 1872 seine Patienten aus-

„Die organischen Stoffe dienen den zu bildenden Zellen als Grundlage, die anorganischen Salze bestimmen die Form und die Funktion"

Wilhelm Schüßler

schließlich behandelte und damit seine Therapieform, die er selbst Biochemie – Chemie des Lebens – nannte, begründete. Im Jahr 1873 erschien in der „Allgemeinen Homöopathischen Zeitung" ein Artikel Schüßlers, der den Titel „Eine abgekürzte Homöopathische Therapie" trug und seine neue Heilweise öffentlich machte. Nach Erscheinen dieses Artikels sah Schüßler sich allerdings viel Kritik unter den damals tätigen Homöopathen ausgesetzt. In der Folge trat Schüßler sogar wieder aus dem Homöopathischen Zentralverein aus und schrieb in seinem Buch „Eine abgekürzte Therapie", das 1878 erschien: „Die Biochemie ist mit der Homöopathie nicht identisch. (…) Mein Heilverfahren ist aber kein homöopathisches, denn es gründet sich nicht auf das Ähnlichkeitsprinzip, sondern auf die physiologisch-biochemischen Vorgänge, welche sich im menschlichen Organismus vollziehen."

Die von Hahnemann begründete Homöopathie basiert auf dem sogenannten Ähnlichkeitsgesetz. Dieses besagt: Dieselbe Substanz, die beim Gesunden bestimmte Symptome hervorruft, heilt diejenige Krankheit, die sich beim Patienten mit möglichst vielen ähnlichen Symptomen äußert. In diesem Punkt unterscheidet sich Schüßlers Heilmethode deutlich von der Homöopathie: In der Homöopathie werden die Arzneimittel nach dem eben beschriebenen Ähnlichkeitsprinzip anhand der Symptome des Patienten gewählt. Dafür stehen in der Homöopathie mehrere tausend verschiedene Mittel zur Wahl, viele davon auch pflanzlicher oder tierischer

Herkunft, die natürlicherweise überhaupt nicht im menschlichen Organismus vorkommen.

In der Biochemie entscheidet man sich für das Mineralsalz, von dem man weiß, dass es durch sein Fehlen oder seine gestörte Wirkweise zu den beschriebenen Symptomen führt. Schüßler war zur der Erkenntnis gelangt, dass die Gesundheit des Menschen wesentlich davon abhängt, ob der Körper ausreichend mit Mineralsalzen versorgt ist, damit alle Vorgänge in den Körperzellen und Geweben optimal ablaufen können. Krankheiten entstehen Schüßlers Meinung nach immer dann, wenn bestimmte lebensnotwendige Mineralsalze fehlen oder nicht richtig wirken können. Daraus schlussfolgerte er: Krankheiten können geheilt werden, wenn die fehlenden Salze in kleinsten, homöopathisch potenzierten Dosen eingenommen werden. Denn nur durch die Einnahme in allerkleinsten Mengen können sie über die Schleimhäute im Mund-Rachen-Raum und der Speiseröhre direkt ins Blut gelangen und dort die Selbstheilungskräfte des Körpers anregen. Ein Ansatz, den man auch als zentrale Aussage in dem homöopathischen Heilprinzip Hahnemanns findet.

Es geht bei der Therapie mit Schüßler-Salzen also nicht um eine rein materielle Substitution des fehlenden Stoffes, sondern vielmehr um einen feinstofflichen, energetischen Reiz, der die heilende Information in den Körper bringt. Durch den Einsatz der Schüßler-Salze werden die Selbstheilungskräfte des Körpers aktiviert, sie gehören daher zu den Reiz- und Regulationstherapien. Auf dieser Grundidee entwickelte Wilhelm Heinrich Schüßler seine Lehre der Biochemie.

Er entschied sich nach umfangreichen Studien, Untersuchungen und Forschungen für zunächst zwölf, später elf Mineralsalze, die natürlicherweise im Körper vorkommen und im lebenden Organismus eine bestimmte Funktion erfüllen. Dr. Schüßler stellte an seine biochemischen Mineralsalze folgende Bedingungen und verwendete nur Salze, die

- regelmäßiger Bestandteil aller Zellen und Gewebe sind und
- eine physiologische Funktion haben oder eine solche in Gang setzen können.

In seinem bereits erwähnten Werk „Eine abgekürzte Therapie" schreibt Schüßler: „Die anorganischen Bestandteile der Gewebe sind: Schwefelsaures Natrum, schwefelsaurer Kalk, schwefelsaures Kali, phosphorsaures Natrum, phosphorsaurer Kalk, phosphorsaures Kali, phosphorsaure Magnesia, phosphorsaures Eisenoxyd, Chlorkalium, Chlornatrium, Kieselsäure, Fluorcalcium, und kohlensaure Salze. Die kohlensauren Salze gehören nicht in diese Cellular-Therapie, weil sie nicht Functionsmittel sind."

Hinter den heute recht altertümlich anmutenden Begriffen verbergen sich die heute noch üblichen Schüßler-Salze: Nummer 10 Natrium sulfuricum, Nummer 12 Calcium sulfuricum, Nummer 6 Kalium sulfuricum, Nummer 9 Natrium phosphoricum, Nummer 2 Calcium phosphoricum, Nummer 5 Kalium phosphoricum, Nummer 7 Magnesium phosphoricum, Nummer 3 Ferrum phosphoricum, Nummer 4 Kalium chloratum, Nummer 8 Natrium chloratum, Nummer 11 Silicea und Nummer 1 Calcium fluoratum.

Dr. Schüßler hatte zwar später das Salz Nummer 12 Calcium sulfuricum wieder aus seiner Auswahl gestrichen, weil nach dem Stand der damaligen Analysen nicht nachgewiesen werden konnte, dass dieses Salz wirklich ein regelmäßiger Bestandteil von Körpergeweben ist. Doch schon Anfang des 20. Jahrhunderts, wenige Jahre nach seinem Tod, stellte sich heraus, dass die damaligen Untersuchungsmethoden nur nicht exakt genug waren. Deshalb wurde sehr bald Calcium sulfuricum von Schüßlers Nachfolgern wieder in die Reihe der Schüßler-Salze aufgenommen.

Die immer feineren und genaueren medizinischen Analysen und Forschungsverfahren machten es möglich, dass bis heute weitere Mineralstoffe in den Zellen des Körpers nachgewiesen werden können, die die strengen Anforderungen Schüßlers an ein Salz seiner Heilmethode erfüllen. Bereits Anfang des 20. Jahrhunderts wurden 12 weitere sogenannte Ergänzungsmittel in die Therapie eingeführt (siehe Seite 114f.).

Die Aufbereitung der Schüßler-Salze

Die homöopathische Zubereitungsform in den Potenzen D3, D6 oder D12 ist für die Schüßler-Salze von elementarer Bedeutung. Denn Schüßler ahnte – sehr wahrscheinlich auch stark beeinflusst durch die homöopathische Lehre Hahnemanns –, dass die krankhaften Zustände nicht mit einer materiellen Gabe des jeweiligen Mineralsalzes behoben werden können. Vielmehr war eine informelle Substitution nötig, um die Selbstheilungskräfte des Organismus auf eine sehr feinstoffliche Weise anzuregen. Schüßler sprach bereits davon, dass kein eklatanter Mangel des jeweiligen Stoffes in der Zelle oder im Gewebe vorliegen muss, sondern dass dieser in seiner jeweiligen Funktion gestört ist. Durch die Aufbereitung des jeweiligen Mineralsalzes in Form der Potenzierung wird gewährleistet, dass der Körper die Funktionsmittel unmittelbar verwerten kann. Dazu wird der ursprüngliche Arzneistoff in einem Verhältnis von 1:9 mit Milchzucker intensiv und in einer vorgeschriebenen Zeitdauer verrieben – es entsteht die Potenz D1. Von dieser wiederum wird ein Teil mit neun Teilen Milchzucker verrieben – es entsteht die Potenz D2. Und so weiter.

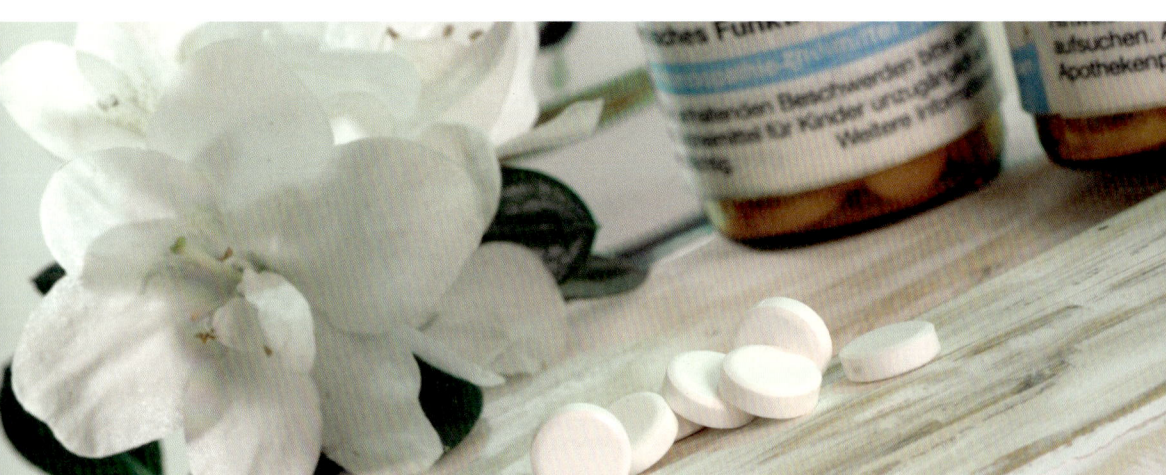

Schüßler-Salze gibt es in den Potenzen D3, D6 und D12.

Die Anwendung der Schüßler-Salze

Im Hauptteil dieses Buches werden die jeweiligen Einnahme-Empfehlungen der fürs Abnehmen wichtigen Schüßler-Salze mit Angaben zur Regelpotenz, zur Dosierung und zur Einnahmedauer genauer beschrieben.

Wenn nichts Abweichendes empfohlen, gilt generell: Lassen Sie die Schüßler-Salze, die in der Regel in Tabletten-Form in der Apotheke zu erhalten sind, im Mund langsam zergehen, damit sie zum Teil bereits über die Mundschleimhaut aufgenommen werden. Sie können die Tabletten aber auch in einem Glas Wasser auflösen und dieses dann langsam schluckweise austrinken. Auch dabei ist es empfehlenswert, die Flüssigkeit vor dem Schlucken für ein paar Sekunden im Mund zu behalten, damit die Wirkstoffe der Schüßler-Salze mit der Mundschleimhaut in Kontakt kommen. Beim Schüßler-Salz Nr. 7 Magnesium phosphoricum hat sich die Einnahme in heißem Wasser durchgesetzt, auch bekannt als „Die heiße Sieben".

> **Tipps für die Einnahme:**
>
> Die Tabletten sollten Sie möglichst langsam im Mund zergehen lassen, damit der Körper die Wirkstoffe sofort über die Mundschleimhaut aufnimmt. Daher wird auch empfohlen, die Tabletten nicht zusammen mit Mahlzeiten oder Getränken einzunehmen, sondern mindestens eine halbe Stunde vor oder nach dem Essen.

Dosierung und Potenz

Die Angaben in diesem Buch zur Häufigkeit und Anzahl der einzelnen Tabletten je Einnahme-Dosis beziehen sich ausschließlich auf Erwachsene und lassen in der Regel einen gewissen Spielraum bei der Dosierung. Für Menschen, die schnell und gut auf Medikamente reagieren, reichen in der Regel 3-mal täglich 3 Tabletten aus. Bei einer eher schwächeren Reaktionsbereitschaft können 3-mal täglich 5 Tabletten die richtige Wahl sein. Wer sich nicht eindeutig zuordnen kann, ist mit 3-mal täglich 4 Tabletten gut beraten. Auch das Körpergewicht ist zu berücksichtigen: Schwergewichte können höher dosieren als Leichtgewichte.

Zu den empfohlenen Potenzen der jeweiligen Salze finden Sie bei den Einnahmeempfehlungen im Hauptteil dieses Buches immer ganz konkrete Angaben. Diese sollten Sie genau befolgen, da die Mineralsalze unter Umständen in einer anderen Potenzierung einen gegenteiligen Einfluss auf den Stoffwechsel haben können. Die in diesem Buch genannten Potenz-Empfehlungen können sich daher auch von sonst gängigen Empfehlungen andere Bücher, die sich zum Beispiel mehr auf die Behandlung akuter Krankheiten mit Schüßler-Salzen beschränken, abweichen. Lassen Sie sich davon nicht verwirren! Die in diesem Buch genannten Potenzen sind in der Praxis erprobt und bewährt und für den in diesem Buch jeweils beschriebenen Zweck richtig.

Einnahmedauer

Es lassen sich keine generellen Angaben zur Einnahmedauer machen. Als Faustregel gilt: Bei akuten Beschwerden bis zur Besserung oder Heilung sollten die Schüßler-Salze in der Regel meist nur über wenige Stunden bis zu maximal zwei Wochen eingenommen werden.

Bei länger bestehenden Beschwerden wird meist eine Einnahmedauer von mindestens vier bis sechs Wochen empfohlen. Ist nach diesem Zeitraum eine Besserung der Symptome eingetreten, kann man die Einnahme weitere vier bis sechs Wochen fortsetzen. Dieses Vorgehen kann noch ein drittes Mal wiederholt werden. Nach maximal drei bis vier Monaten sollte eine ebenso lange Pause bei der Einnahme eingelegt werden.

Stellt sich nach dem ersten Einnahmezeitraum keine Besserung ein, haben Sie unter Umständen die falschen Schüßler-Salze ausgewählt oder Ihre Symptome falsch gedeutet. In diesem Fall empfiehlt es sich, einen Heilpraktiker oder Arzt aufzusuchen, um erstens Ihre Beschwerden genauer abzuklären und zweitens eventuell für Sie besser passende Mineralsalze zu finden.

Für das Thema Abnehmen sind in diesem Buch möglicherweise von diesen allgemeinen Einnahme-Richtlinien abweichende Empfehlungen genannt, die dann für den jeweiligen Zweck sinnvoll sind.

Verträglichkeit und Nebenwirkungen

Alle Schüßler-Salze, egal welchen Herstellers, enthalten als Tabletten-Grundlage Milchzucker (Laktose). Die Herstellungsvorschriften des Homöopathischen Arzneibuches (HAB) geben das zwingend vor. Manche Menschen leiden an einem Mangel des Enzyms Laktase, das für den Abbau des Milchzuckers im Darm verantwortlich ist. Von einem Laktase-Mangel Betroffene können den Milchzucker daher nicht richtig verdauen und reagieren mit Durchfall und Blähungen auf dessen Verzehr. Je nachdem, wie stark dieser Enzym-Mangel ausgeprägt ist, können individuell sehr unterschiedliche Mengen an Milchzucker toleriert werden. Die meisten Menschen mit einer Laktoseunverträglichkeit bleiben bei einer Zufuhr von maximal 8 bis 10 g Laktose pro Tag symptomfrei – dies entspricht etwa 32 Tabletten eines Schüßler-Salzes.

Wer ganz auf Milchzucker verzichten möchte oder muss, sollte auf die entsprechenden homöopathischen Tropfen oder Globuli ausweichen. Die Tropfen werden auf der Grundlage einer alkoholischen Lösung, die Globuli auf der Basis von Rohrzucker hergestellt. Lassen Sie sich dazu von Ihrem Apotheker beraten, denn nicht alle Potenzen sind als Globuli beziehungsweise Tropfen erhältlich. Die in diesem Buch genannten Dosierungen in Tabletten sind nach folgendem Schlüssel umzurechnen: Eine Tablette entspricht fünf Globuli beziehungsweise fünf Tropfen.

Leiden Sie unter einer Unverträglichkeit der als Tabletten-Hilfsstoff häufig eingesetzten Weizenstärke, also an der einheimischen Sprue oder Zöliakie, empfiehlt sich ein Ausweichen auf Schüßler Salze, die diesen Hilfsstoff durch Kartoffelstärke ersetzt haben. Alternativ kann man auch Globuli oder Tropfen einnehmen, wie im vorherigen Abschnitt zum Laktase-Mangel beschrieben. Fragen Sie in Ihrer Apotheke danach!

Nebenwirkungen sind bei der Einnahme von Schüßler-Salzen nicht zu erwarten. Allerdings sind nachfolgend aufgeführte Vorsichtsmaßnahmen zu beachten, um zu starke Reaktionen zu vermeiden:

- Gichtpatienten sollten die Nr. 9 Natrium phosphoricum langsam aufbauend dosieren. Bei zu starker Dosierung kann es zu Gelenksreizungen kommen. Dann Natrium phosphoricum absetzen und nach Abklingen der Reaktion wieder mit reduzierter Dosis beginnen.
- Bei Eiteransammlungen im Körperinneren, die keine Abflussmöglichkeit haben, ist Vorsicht geboten bei der Einnahme von Silicea und allen Sulfat-Mitteln – also Kalium sulfuricum, Natrium sulfuricum und Calcium sulfuricum. Die Eiterung, zum Beispiel einer Zahnwurzel, könnte aktiviert werden. In diesem Fall wird empfohlen, im Vorfeld Nr. 18 Calcium sulfuratum für circa zwei Wochen einzunehmen. Treten Beschwerden durch die Eiterung auf, die auch durch die Einnahme von Calcium sulfuratum sich nicht bessern, sollten Sie sich in die Behandlung eines Heilpraktikers oder Arztes begeben.

Beschreibung der Schüßler-Salze:

Mehr über die Schüßler-Salze Nr. 1 bis 12, die sogenannten Basissalze, erfahren Sie ab Seite 90 und über die im Buch empfohlenen Ergänzungsmittel ab Seite 114.

Werden Sie
zum guten Verbrenner!

Wäre es nicht schön, so viel essen zu können, wie man möchte, ohne dabei auch nur das Geringste an Gewicht zuzulegen? Ein Traum für die meisten Menschen. Aber es gibt sie tatsächlich, die guten Verbrenner, die schlechten Essensverwerter. Die Erfahrung zeigt es, und auch im wissenschaftlichen Versuch wurde dieses Phänomen nachgewiesen: Es gibt Menschen, die selbst bei einer bewussten Überernährung, im Versuch waren es 6.000 kcal/Tag über Wochen, kein bisschen zunehmen. Dabei müssen diese guten Verbrenner nicht etwa extrem viel Sport machen, um den Energieüberschuss zu verbrennen. Nein, sie müssen gar nichts dafür tun, es wurde ihnen in die Wiege gelegt. Ihr Stoffwechsel läuft auf hohen Touren. Dabei entsteht viel Wärme, die an die Umgebung abgegeben wird. Energie, die in Form von Wärme abgeht, kann der Körper nicht als Fett speichern. Bei jedem Menschen steht der Körper vor der Entscheidung, welchen Anteil der Nahrungsenergie er in Wärme umwandelt und welchen er in Form von Fett speichert. Eiweißstrukturen in den Körperzellen nehmen auf diese Entscheidung Einfluss. Es ist anzunehmen, dass sich bei den guten Verbrennern die Eiweißstrukturen aufgrund der genetischen Veranlagung gegen das Fett entscheiden.

Die längste Zeit in der Menschheitsgeschichte war diese genetische Ausrichtung ein gravierender Nachteil. In Zeiten immer wieder auftretender extremer Nahrungsknappheit konnte es tödlich enden, war man nicht imstande, Fettpolster für Notzeiten anzulegen. Heute steht uns täglich mehr Nahrung zur Verfügung, als wir essen können.

Wenn Sie nun nicht zu den schlechten Essensverwertern gehören, wenn Sie kein guter Verbrenner sind, was tun? Natürlich bleibt es Ihnen unbenommen, mehr Energie durch Aktivität zu verbrennen. Wenn Sie eine Stunde joggen, verbrauchen Sie circa 500 kcal, beim Radfahren circa 350 kcal, und beim Spazierengehen sind es etwa 100 kcal pro Stunde. Aber was Sie wahrscheinlich auch interessiert, ist die Frage: Gibt es die Möglichkeit, auch ohne Bewegung, in Ruhe mehr zu verbrennen?

Der Grundumsatz

Der Grundumsatz ist diejenige Energiemenge, die der Körper braucht, um seine Grundfunktionen aufrechtzuerhalten, also den Stoffwechsel der Körperzellen, die Durchblutung, die Atmung und so weiter. Nicht mitgerechnet ist dabei die Energie, die der Körper zur Verdauung braucht, der Grundumsatz bezieht sich auf den nüchternen Zustand eines Menschen. Außerdem ist völlige Ruhe und eine Umgebungstemperatur von etwa 28 Grad Celsius definitionsgemäß Voraussetzung für die Bestimmung des Grundumsatzes. Die exakte Voraussetzung in Bezug auf die Umgebungstemperatur ergibt sich dadurch, dass der Körper bei kühleren Temperaturen mehr Energie verbraucht, um die Körpertemperatur von etwa 37 Grad aufrechtzuerhalten. Das stoffwechselaktivste Organ, die Leber, und die Muskulatur haben den größten Anteil am Grundumsatz, jeweils etwa 26 Prozent. Die Leber und die Muskulatur verbrauchen also zusammen über die Hälfte des Grundumsatzes.

Wie viel Energie unsere Organe verbrauchen

Der Grundumsatz verteilt sich folgendermaßen auf die einzelnen Organe:

Leber und Skelettmuskulatur:	je 26 Prozent
Gehirn:	18 Prozent
Herz:	9 Prozent
Nieren:	7 Prozent
restlicher Organismus:	14 Prozent

Wie sich der Grundumsatz beeinflussen lässt

Die Energie, die zur Aktivität gebraucht wird, bezeichnet man als Leistungsumsatz. Der tatsächliche Energieverbrauch ist die Summe aus Grund- und Leistungsumsatz. Bei den meisten Menschen nimmt der Grundumsatz den größeren Anteil ein.

Den Grundumsatz zu erhöhen, hieße, in Ruhe, also ohne Aktivität abzunehmen; zumindest würde die Energiebilanz auf der Kalorienverbrauchsseite verbessert. Welche Faktoren haben auf den Grundumsatz Einfluss?

▶ Der Anteil der **Muskelmasse** ist ein wichtiger Faktor. Menschen mit einem höheren Muskelanteil haben einen höheren Grundumsatz und verbrauchen auch in Ruhe mehr Energie. Ab dem 30. Lebensjahr nehmen die Wachstumshormone und damit auch die Muskelmasse ab. Der Effekt ist so hoch, dass dadurch pro Jahr der Energiebedarf um etwa ein Prozent sinkt. Wer aber seine Kalorienaufnahme nicht entsprechend senkt oder durch mehr Aktivität den Leistungsumsatz erhöht, nimmt zwangsläufig zu.

▶ Eine schwache, **energiearme Leber** senkt den Grundumsatz. Wie später in diesem Kapitel noch genauer erläutert wird, ist eines der wichtigsten Schüßler-Salze, um die Verbrennung anzuregen, auch das wichtigste Lebermittel unter den Schüßler-Salzen (siehe Seite 100).

▶ Die **Schilddrüse** hat einen großen Einfluss auf den Stoffwechsel. Ihre Hormone aktivieren den Stoffwechsel und erhöhen damit den Grundumsatz. Menschen mit einer Schilddrüsenüberfunktion verlieren an Gewicht und haben eine höhere Körpertemperatur. Ein typisches Symptom einer Unterfunktion der Schilddrüse ist dagegen die Gewichtszunahme (siehe auch Seite 74). Dringend abraten möchte ich von Schlankheitspillen mit dem Schilddrüsenhormon Thyroxin. Auf dem Schwarzmarkt werden diese angeboten. Die gesundheitlichen Risiken sind gravierend. Selbst Herzinfarkte sind möglich!

▶ Das **vegetative Nervensystem** nimmt Einfluss auf den Grundumsatz. Eine Aktivierung des Sympathikus (siehe Glossar S.125) steigert den Grundumsatz, eine Aktivierung des Parasympathikus (siehe

Glossar S.125) senkt den Grundumsatz. Manche Schüßler-Salze greifen hier an, um das Gewicht zu senken oder auch zu erhöhen (siehe S.77).

▶ Auch die **Darmflora** hat möglicherweise einen Einfluss auf den Grundumsatz. Die Zusammenhänge sind noch nicht eindeutig erforscht, aber es gibt Beobachtungen, die diese Vermutung nahelegen.

Die Energiebilanz entscheidet

Letztlich nehmen Sie dann an Gewicht zu, wenn Sie mehr Energie durch Nahrung aufnehmen, als Sie durch Grundumsatz und Leistungsumsatz verbrauchen. In jeder Körperzelle finden die Verbrennungsvorgänge (siehe Glossar S.125), die uns die Energie liefern, statt. Eine gute Versorgung der Zellen mit Nährstoffen und Sauerstoff sind Grundvoraussetzung für eine funktionierende Verbrennung. Hier ist ein weiterer wichtiger Ansatz zum Abnehmen mit Schüßler-Salzen:

▶ Manche Schüßler-Salze unterstützen und verbessern den Transport von Sauerstoff und Nährstoffen in die Zelle.

▶ Manche Schüßler-Salze unterstützen und verbessern den Abtransport der durch die Verbrennung angefallenen Stoffwechselendprodukte. Diese Abfallreste des Stoffwechsels müssen auch deshalb aus der Zelle geschafft werden, damit die Zelle wieder neue Stoffe von außen aufnehmen kann.

▶ Manche Schüßler-Salze verbessern das Milieu vor und in der Zelle. Um den Verbrennungsstoffwechsel in Gang zu bringen, sind Enzyme notwendig, die einen bestimmten pH-Wert benötigen, um optimal wirken zu können.

Machen Sie den Test:

Sind Sie ein schlechter Verbrenner?

	Ja	Nein
1. Ich lüfte ständig. Stickige Räume sind mir unerträglich.	☐	☐
2. Ich kann mir Dinge schlecht merken.	☐	☐
3. Ich friere leicht.	☐	☐
4. Ich fühle mich häufig matt und schwer.	☐	☐
5. Am besten fühle ich mich bei einem Spaziergang an frischer, kühler Luft.	☐	☐
6. Alle meine Beschwerden werden gegen Abend eher schlimmer.	☐	☐

Auswertung:

Wenn Sie drei oder mehr Fragen mit „Ja" beantwortet haben und zugleich Gewichtsprobleme haben, dann ist es sehr wahrscheinlich, dass Sie ein schlechter Verbrenner sind.

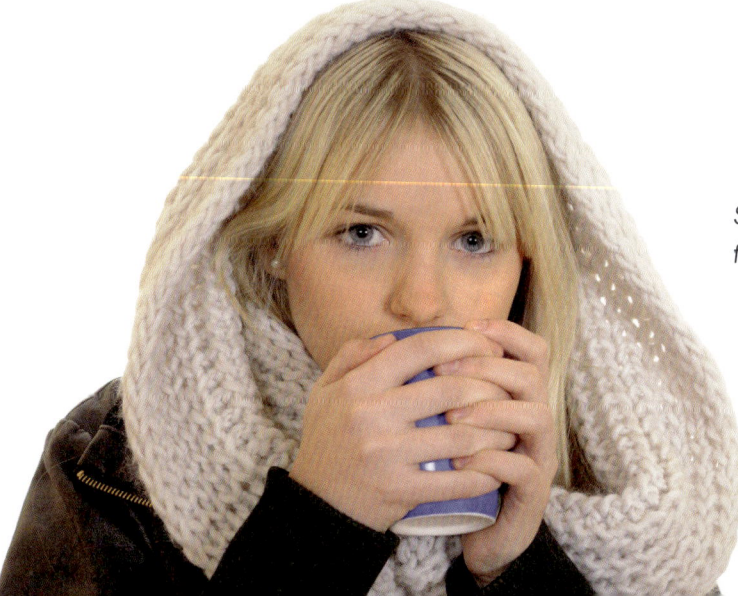

Schlechte Verbrenner frieren leicht.

Schüßler-Salze für eine bessere Verbrennung

Folgende Schüßler-Salze fördern den oxydativen Stoffwechsel (siehe Glossar S.125), regen also die Verbrennung der aufgenommenen Nahrung an:

Schüßler-Salz Nr. 6 Kalium sulfuricum D6 (siehe auch S. 100):
Kalium sulfuricum entfernt die Stoffwechselschlacken aus den Zellen. Damit kann wieder Sauerstoff in die Zellen strömen und das Stoffwechselfeuer dadurch angefacht werden. Wichtig ist aber zusätzlich, dass Sie sich regelmäßig an der frischen Luft bewegen. Kalium sulfuricum verbessert zwar die Aufnahme des Sauerstoffs vom Blut in die Zelle, aber das Anreichern des Blutes mit Sauerstoff in der Lunge ist vorher unerlässlich. Nicht ohne Grund ist ein typisches Merkmal eines Kalium-sulfuricum-Mangels ein ausgeprägter Lufthunger. Diese Menschen können stickige Räume nicht ertragen und müssen beim Betreten eines Raumes immer sofort die Fenster aufreißen.

Zudem regt Kalium sulfuricum den Leberzellstoffwechsel an. Da die Leber – zusammen mit der Muskulatur – den größten Anteil am Grundumsatz hat, ist ihre Anregung besonders effektiv.

Schüßler-Salz Nr. 15 Kalium jodatum D3 (siehe auch S. 117):
Kalium jodatum ist ein wichtiges Schüßler-Salz zur Regulierung der Schilddrüse. Wie bereits beschrieben, hat die Schilddrüse einen erheblichen Einfluss auf den Energieumsatz. Kalium jodatum D3 kann die Schilddrüsenfunktion anregen und damit indirekt die Verbrennungsvorgänge im Körper ankurbeln. Bei Schilddrüsenerkrankungen sollten Sie Kalium jodatum nicht einnehmen, ohne vorher den Rat eines Heilpraktikers oder Arztes eingeholt zu haben.

In einer höheren Potenz, zum Beispiel D6 oder D12, wird Kalium jodatum zur Behandlung einer Überfunktion der Schilddrüse eingesetzt. In diesen Potenzen wirkt Kalium jodatum anabol, fördert also den Aufbau körpereigener Stoffe. In der Selbstbehandlung sollten Sie Kalium jodatum nicht länger als sechs Wochen einnehmen.

Schüßler-Salz Nr. 3 Ferrum phosphoricum D3 (siehe auch S. 94):
Ferrum phosphoricum verbessert den Sauerstofftransport zu den Körperzellen, eine wichtige Voraussetzung für die Verbrennung. Außerdem erhöht Ferrum phosphoricum – nur in der D3 – den Muskeltonus, also die Muskelspannung. Allein das verbraucht bereits Energie. Aber auch im übertragenen Sinn hilft Ferrum phosphoricum D3 aus der psychischen Spannungslosigkeit und stößt zu mehr Aktivität an.

Ferrum phosphoricum D3 facht das Stoffwechselfeuer an. Wenn Sie häufig müde und blass sind, leicht frieren und Ihnen beim Aufstehen leicht schwindelig wird, so weisen diese Symptome auf einen Bedarf an Ferrum phosphoricum D3 hin.

Schüßler-Salz Nr. 17 Manganum sulfuricum D6 (siehe auch S. 119):
Manganum sulfuricum fördert die oxydativen Stoffwechselprozesse, also die Verbrennung. Es lässt sich gut mit Ferrum phosphoricum kombinieren. Überarbeitete, erschöpfte Menschen profitieren besonders von Manganum sulfuricum. Es ist für die Energiegewinnung unverzichtbar.

Welches Salz ist für mich das richtige?

Um die Verbrennung anzuheizen, empfehle ich, als Basis-Mittel entweder das Schüßler-Salz Nr. 6 Kalium sulfuricum D6 oder Nr. 3 Ferrum phosphoricum D3 zu wählen. Schauen Sie sich die Beschreibungen der beiden Mittel genau an. Welches passt am besten für Sie? Hier noch einmal mögliche Charakteristika der beiden Mittel, um die Entscheidung zu erleichtern:

Hinweise auf Kalium sulfuricum D6:
Schweregefühl, ausgeprägter Lufthunger, Verlangen nach frischer Luft, gegen Abend verschlimmern sich sämtliche Beschwerden; unreine, ölige Haut.

Hinweise auf Ferrum phosphoricum D3:
blass, schlaffe Körperhaltung, friert leicht, niedriger Blutdruck, Schwindel beim Aufstehen oder Lagewechsel, Schatten unter den Augen.

Tipps für die richtige Wahl:

- Wenn Sie unsicher sind, welches Schüßler-Salz besser zu Ihnen passt, dann entscheiden Sie sich für Nr. 6 Kalium sulfuricum.

- Gibt es Hinweise auf eine latente Unterfunktion Ihrer Schilddrüse? Das heißt, die Laborwerte für die Schilddrüsenhormone sind im unteren Bereich, aber noch innerhalb der Norm, und es zeigen sich Symptome einer Unterfunktion? Dann ergänzen Sie Kalium sulfuricum mit dem Schüßler-Salz Nr. 15 Kalium jodatum.

- Haben Sie sich für die Nr. 3 Ferrum phosphoricum entschieden, dann mit Nr. 17 Manganum sulfuricum ergänzen.

Einnahmeempfehlung zum Anfeuern des Stoffwechsels

- Nr. 6 Kalium sulfuricum D6
  3-mal täglich 4 Tabletten nach dem Essen
  Einnahmedauer: 6 bis 8 Wochen

  oder

- Nr. 6 Kalium sulfuricum D6
  3-mal täglich 4 Tabletten nach dem Essen
  Einnahmedauer: 6 bis 8 Wochen
  und
- Nr. 15 Kalium jodatum D3
  3-mal täglich 2 Tabletten vor dem Essen
  Einnahmedauer: 4 bis 6 Wochen

  oder

- Nr. 3 Ferrum phosphoricum D3
  3-mal täglich 3 Tabletten nach dem Essen
  Einnahmedauer: 6 bis 8 Wochen
  und
- Nr. 17 Manganum sulfuricum D6
  3-mal täglich 2 Tabletten nach dem Essen
  Einnahmedauer: 6 bis 8 Wochen

Meist werden diese Mittel noch durch weitere Schüßler-Salze, zum Beispiel zum Entschlacken, ergänzt (siehe S. 47).

Unterstützende Empfehlungen

▶ Bewegen Sie sich an der frischen Luft – auch im Winter. Ohne Sauerstoff kein oxydativer Stoffwechsel. Ohne oxydativen Stoffwechsel keine Gewichtsabnahme.

▶ Letztlich zielen die genannten Schüßler-Salze darauf ab, in allen Zellen Sauerstoff für die Verbrennung zur Verfügung zu stellen.

▶ Bitterstoffe sind nicht nur für den Magen und die Verdauung gut, sie geben auch den Blutgefäßen Spannung. Müde und erschöpfte Menschen brauchen Bitterstoffe. Heilkräuter mit hohem Bitterstoffgehalt können als Tee (ungesüßt trinken), Tinktur (zum Beispiel Kalmus-Tinktur aus der Apotheke) oder Kräuter-Liköre (ebenfall aus der Apotheke) eingenommen werden. Auch manche bitter schmeckende Nahrungsmittel eignen sich sehr gut: zum Beispiel Endivien-, Radicchio-Salat, Chicorée, Senf, Kresse, aber auch Bier, besonders Pils.

▶ Trainieren Sie Ihre Blutgefäße und regen Sie Ihren Kreislauf an, zum Beispiel mit Wechselduschen: Zunächst warm duschen. Dann mit dem kalten Wasserstrahl vom rechten Fuß zum Po, anschließend vom linken Fuß zum Po, von der rechten Hand zur Schulter und anschließend auf der linken Seite wiederholen. Abschließend auch Rücken, Brust und Bauch kalt abduschen und zum Schluss wieder warm duschen. Danach die kalte Anwendung wie beschrieben noch einmal wiederholen.

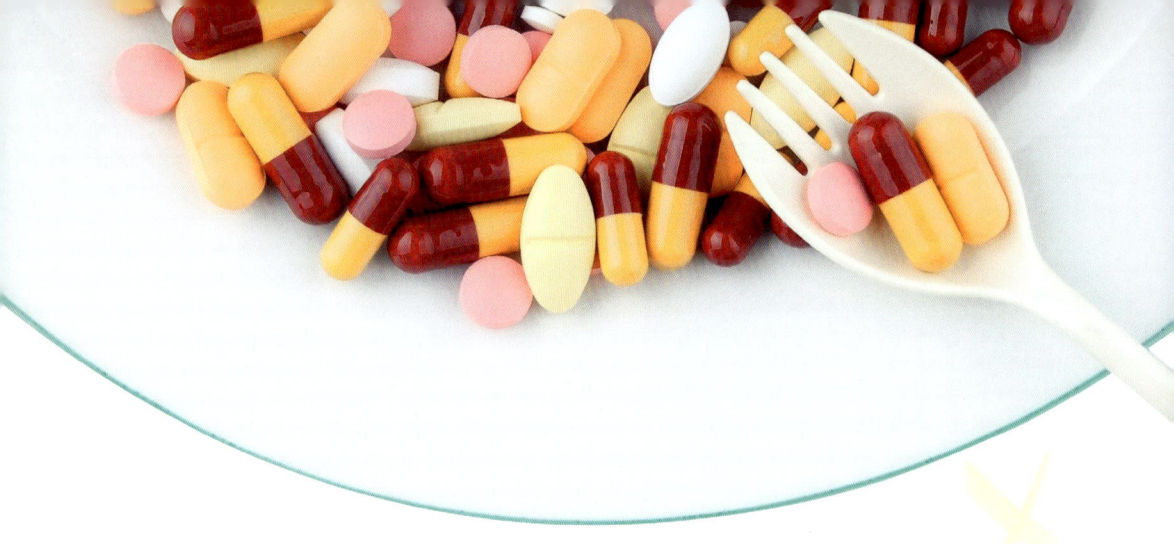

Konjugierte Linolsäure, auch CLA genannt, und Carnitin werden in Form von Kapseln angeboten mit dem Versprechen, dass CLA Fett in Muskeln umwandelt und Carnitin Fett verbrennt. Diese Versprechen klingen verlockend, doch stimmen sie auch?

- Konjugierte Linolsäuren sind Fettsäuren, die hauptsächlich in Rindfleisch, Vollmilch und fetthaltigen Milchprodukten, zum Beispiel Butter, enthalten sind. Diese CLA reduzieren den Körperfettanteil und erhöhen den Muskelanteil. Mehr Muskeln bedeuten wiederum einen höheren Grundumsatz. Doch dieser Effekt ist im Organismus des Menschen bei Weitem nicht so stark ausgeprägt wie bisher in Tierversuchen mit Mäusen herausgefunden. Da mögliche langfristige Nebenwirkungen noch unklar sind, rate ich von einer hochkonzentrierten Einnahme der konjugierten Linolsäuren in Kapselform, wie sie im Internet angeboten werden, ab!

- Produkte mit Carnitin als Stoffwechselaktivator und Fettburner sind für leichteres Abnehmen ebenfalls zwecklos. Carnitin wird benötigt, um Fettsäuren in die Mitochondrien zu transportieren. Dort werden sie zur Energiegewinnung verstoffwechselt. Das passiert aber nur, wenn bei körperlicher Belastung Energie gebraucht wird. Das dafür benötigte Carnitin kann der Körper selbst in ausreichendem Maße bilden.

Den Stoffwechsel optimieren – Säuren ausscheiden

Das im Körper herrschende Säure-Basen-Gleichgewicht hat eine große Bedeutung für den Stoffwechsel. Dies wird deutlich, wenn man betrachtet, mit welch großem Aufwand der menschliche Organismus versucht, dieses Gleichgewicht, das mit dem pH-Wert angegeben wird, aufrechtzuerhalten. Insbesondere im Blut wird der pH-Wert sehr konstant gehalten, er kann nur zwischen den Werten 7,37 und 7,43 schwanken. Der pH-Wert ist die Maßeinheit für die Konzentration von Wasserstoffionen und zeigt an, ob eine Flüssigkeit basisch (pH-Wert über 7) oder sauer (pH-Wert unter 7) ist. Das Blut mit einem pH-Wert von etwa 7,4 ist also schwach basisch.

Durch den Stoffwechsel der Zellen und durch die aufgenommene Nahrung entstehen im Körper ständig Wasserstoffionen, die den pH-Wert ins Saure verschieben würden. Deshalb muss der Organismus gegensteuern und hat dafür drei Strategien:

1. Im Blut befinden sich mehrere Puffersysteme, die die Wasserstoffionen an sich binden können. Die wichtigsten Puffer sind der Bicarbonat- und der Hämoglobin-Puffer.
2. Die Nieren sind an der Regulation des Säure-Basen-Gleichgewichts beteiligt. Sie geben die Ionen, meist an Puffersubstanzen gebunden, in den Urin ab.
3. Auch die Lunge ist imstande, einer Säurebelastung entgegenzuwirken. So wird permanent Kohlendioxid abgeatmet, das bei allen Verbrennungsvorgängen im Körper anfällt.

Diese Systeme halten zumindest im Blut den pH-Wert konstant. Abweichungen kommen selten vor, und wenn, dann stellen sie schwere Krankheitsbilder dar, die auch als Notfall in einem Krankenhaus behandelt werden müssen.

Unser Lebensstil bringt es aber mit sich, dass eine Minderung der Basenreserven häufig anzutreffen ist. Im Blut sind etwa zwanzig Mal mehr Basen als Säuren. Aufgrund der modernen Lebensweise, die für einen permanenten Säureüberschuss sorgt, werden diese Reserven vermindert. Wenig aussagekräftig ist dagegen die Messung des pH-Wertes im Urin. Kann die Niere nicht ausreichend Säure ausscheiden, zum Beispiel aufgrund eines Zinkmangels, dann ist der Urin zwar nicht sauer, aber die Körperzellen sehr wohl. Das heißt, die Zellen können übersäuert sein, das Blut und der Urin sind aber unauffällig.

Säure-Test

Trinken Sie morgens zum Frühstück ein Glas Wasser mit einem darin aufgelösten gestrichenen Esslöffel Kaisernatron (Natriumbikarbonat, in Apotheken erhältlich). Dies stellt einen starken Basenschub dar. Kontrollieren Sie dann bei jedem Toilettengang den pH-Wert des Urins mit einem speziellen Teststreifen, den es ebenfalls in Apotheken zu kaufen gibt.
In den auf das Frühstück folgenden Stunden bis zum frühen Nachmittag müsste der Urin deutlich ins Basische hinein verschoben werden.
Wenn das nicht eintritt, liegt eine bereits deutliche Übersäuerung vor.

Ursachen für eine chronische Übersäuerung

Manche Nahrungsmittel werden im Körper basisch, andere sauer verstoffwechselt. Der Geschmack der Lebensmittel gibt darauf allerdings keinen Hinweis. Die Schlussfolgerung, dass sauer schmeckende Nahrungsmittel auch den Stoffwechsel ansäuern, ist daher falsch (siehe Tabelle S. 44).

Besonders der **übermäßige Verzehr von Eiweiß** sorgt für eine hohe Säurebelastung im Körper. Das gilt auch für pflanzliches Eiweiß, allerdings ist tierisches Eiweiß weit mehr für das Säure-Problem verantwortlich. Deshalb gilt die Empfehlung, nicht mehr als zwei- bis dreimal pro Woche Fleisch zu essen.

Eine weitere Ursache für eine Übersäuerung des Körpers ist der **Sauerstoffmangel** der Zellen. Steht nicht ausreichend Sauerstoff zur Verfügung, so wird Zucker (Glucose) anaerob, also ohne die Anwesenheit von Sauerstoff, in der Zelle zur Energiegewinnung verbrannt. Bei diesem Verbrennungsvorgang entsteht Milchsäure. Zucker säuert das Gewebe also nicht automatisch an, sondern nur bei einem Sauerstoffmangel in der Zelle. Zu einem solchen Defizit an dringend benötigtem Sauerstoff kommt es immer dann, wenn die Aufnahme von Sauerstoff über die Lunge oder der Transport über das Blut in die Zelle beeinträchtigt ist. Betroffen sind davon nicht nur Bewegungsmuffel, sondern auch alle Menschen mit Durchblutungsstörungen, Anämie oder auch Asthma.

Nicht zuletzt spielt eine **hektische, stressige Lebensweise** eine Rolle bei der Entstehung eines sauren Milieus im Körper. Wer im ganz sprichwörtlichen Sinne häufig sauer reagiert, ist oft auch körperlich übersäuert. Dahinter kann ein übersteigerter Perfektionismus und eine sehr hohe Anforderung an die eigene Leistungsfähigkeit stecken. Wer glaubt, immer ganz vorne mitmischen zu müssen, dessen Körper wird aus dieser Haltung heraus viele Säuren produzieren – selbst bei einer gesunden Ernährung.

Was ist so schlecht an Säuren?

Die Säure an sich ist zunächst einmal nicht problematisch. Stoffwechselstörungen entstehen erst, wenn das Gleichgewicht zwischen Basen und Säuren dauerhaft gestört ist und sich die Basenreserven erschöpfen. Alle am Stoffwechsel beteiligten Enzyme sind in ihrer Aktivität vom ph-Wert abhängig. Bei einer Verschiebung des pH-Wertes wird die Funktion des jeweiligen Enzyms beeinträchtigt und der Stoffwechsel gestört. Zudem beeinflusst ein Übersäuern die Durchlässigkeit von Zellmembranen, die Elektrolytverteilung und die Funktion des Bindegewebes.

Ist der ph-Wert innerhalb der Körperzellen ins Saure verschoben, ist der Stoffwechsel dort blockiert. Und ein blockierter Stoffwechsel verhindert das Abnehmen!

Das Bindegewebe verliert im sauren Milieu an Elastizität. Davon betroffen sind Bandscheiben, Sehnen und Bänder sowie der Gelenkknorpel. Arthrosen und Rückenleiden werden dadurch begünstigt.

Sauer oder basisch? Welche Nahrungsmittel wie wirken

Nahrungsmittel mit **basischen Effekt** auf den Säure-Basen-Haushalt:
Obst, Gemüse, Getreide, Gewürze, Essig

Nahrungsmittel mit **säuernden Effekt** auf den Säure-Basen-Haushalt:
Fleisch und Wurstwaren, Käse, Fisch

Nahrungsmittel mit **neutralem** oder nur schwach säuerndem beziehungsweise basischem Effekt auf den Säure-Basen-Haushalt:
Zucker, Süßigkeiten, Kefir, Buttermilch, Milch, Frischkäse, Butter, Öle (Olivenöl, Sonnenblumenöl)

Anmerkung zu Getreide:
Häufig findet sich in Übersichten zu sauren und basischen Lebensmitteln die Angabe, dass Getreide säuernd wirke. Doch dies ist falsch: Getreide ist sehr reich an Kalium, und Kalium verdrängt die Säure innerhalb der Körperzelle. Die so freigesetzte Säure wird über den Urin ausgeschieden. Der saure Urin verleitet dann zu der falschen Annahme, das Getreide würde säuernd wirken. Tatsächlich wirkt es nur entsäuernd!

Machen Sie den Test:
Sind Sie übersäuert?

Teil A		Ja	Nein
1.	Sie stehen im Supermarkt vor der Kasse in einer Schlange: Das passiert mir jedes Mal, das Warten macht mich ganz unruhig, und wenn dann noch einer trödelt, da könnte ich aus der Haut fahren.	☐	☐
2.	Mein Bier in der Gaststätte kann ich nur angewärmt trinken. Auch sonst muss ich aufpassen, mein Magen ist nicht mehr der Beste.	☐	☐

Teil B		Ja	Nein
1.	Obst und Gemüse stehen häufig auf meinem Speiseplan.	☐	☐
2.	Wurst und Fleisch esse ich nicht täglich. An mindestens zwei Tagen in der Woche verzichte ich völlig darauf	☐	☐
3.	Ich bewege mich viel. Egal wie das Wetter ist, und am liebsten an der frischen Luft.	☐	☐
4.	Mein Leben würde ich nicht als stressig bezeichnen.	☐	☐
5.	Ich rege mich nicht schnell auf. Im Großen und Ganzen bin ich ziemlich entspannt.	☐	☐
6.	Eine nicht erklärbare Müdigkeit kenne ich eigentlich nicht.	☐	☐

Auswertung:

Teil A: Wenn Sie beide Fragen aus Teil A mit „Ja" beantwortet haben, ist die Wahrscheinlichkeit hoch, dass Sie übersäuert sind, unabhängig vom Test-Ergebnis aus Teil B.

Teil B: Wenn Sie mehr als drei Fragen mit „Ja" beantworten konnten, ist es ziemlich unwahrscheinlich, dass Sie an einer chronischen Übersäuerung leiden. Für alle anderen: Ändern Sie Ihren Lebensstil so, dass Sie beim nächsten Mal mehr „Ja" sammeln können.

Schüßler-Salze, die den Körper entsäuern

Die Ursachen einer chronischen Übersäuerung sind unter anderem in der Ernährung (zu viel tierisches Eiweiß), im Sauerstoffmangel (Kreislauf-, Atemwegserkrankungen, Bewegungsmangel) und einer aggressiven Grundstimmung zu suchen. Eine Entschlackungs-Kur mit Schüßler-Salzen

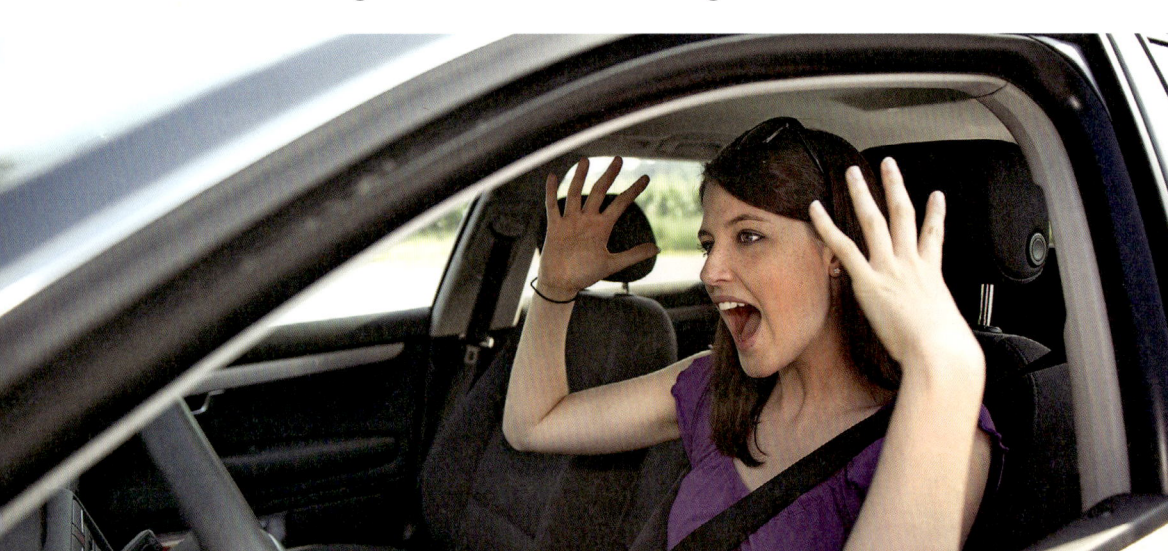

Wer häufig sauer reagiert, wird auch „sauer".

reicht für eine dauerhafte Verbesserung des Säure-Basen-Gleichgewichts also nicht aus. Auch an den eigentlichen Ursachen muss gearbeitet werden!

Die beiden wichtigsten Schüßler-Salze zum Ausleiten von Säuren und Schlacken sind die Nr. 9 Natrium phosphoricum und die Nr. 10 Natrium sulfuricum.

Nr. 9 Natrium phosphoricum D6

Natrium phosphoricum unterstützt die Ausscheidung von Säuren und Stoffwechselschlacken. Dadurch werden Blockaden abgebaut, und der Stoffwechsel kann wieder brennen. Die saure Stoffwechsellage spiegelt sich auch im Psychischen wieder. Eine aggressive Grundhaltung ist ein Hinweis auf den Bedarf an Natrium phosphoricum. Natrium phosphoricum lässt sich ganz hervorragend mit Natrium sulfuricum kombinieren. Natrium phosphoricum bereitet sozusagen den Rauswurf der Säuren aus den Zellen vor, und Natrium sulfuricum scheidet letztlich die Säuren und Schlacken über die Niere aus.

Nr. 10 Natrium sulfuricum D6

Natrium sulfuricum scheidet überschüssiges Wasser und darin von Natrium phosphoricum gelöste Schlackenstoffe vor allem über die Niere aus. Deshalb sollte während der Einnahme darauf geachtet werden, dass man ausreichend trinkt!

Nr. 11 Silicea D6

Silicea kann dem Natrium phosphoricum beim Vorbereiten der Ausscheidung helfen, besonders wenn die Ablagerung der Schlacken und Säuren im Bindegewebe zu Verhärtungen geführt hat.

Nr. 8 Natrium chloratum D6

Natrium chloratum stärkt den Magen. Ein kräftiger Magen schafft die Basis für eine gute Verdauung und ist ein wichtiger Pfeiler für einen intakten Säure-Basen-Haushalt.

So stärken Sie Ihren Magen

Tipp 1: Förderlich auf die Verdauung wirken Bitterstoffe. Sie sind enthalten in bitter schmeckenden Nahrungsmitteln (z. B. Endiviensalat), Heilpflanzen (z. B. Löwenzahn oder Tausendgüldenkraut) und Gewürzen (z. B. Kümmel, Basilikum, Rosmarin, Dill).

Tipp 2: Sehr zu empfehlen ist das spagyrische Heilmittel **St1 Cochlearia cp JSO** (in Apotheken erhältlich). Dreimal täglich 10 Globuli über etwa acht Wochen eingenommen, haben eine hervorragende Wirkung auf den Magen und die gesamte Verdauung.

Nr. 7 Magnesium phosphoricum D6

Magnesium phosphoricum hilft bei einer psychischen Grundstimmung, die zur Übersäuerung führt. Es entspannt und entkrampft.

**Einnahmeempfehlung:
So entschlacken und entsäuern Sie richtig**

- Nr. 9 Natrium phosphoricum D6
  abends 5 Tabletten
  Einnahmedauer: 6 bis 8 Wochen

  und

- Nr. 10 Natrium sulfuricum D6
  morgens und am frühen Nachmittag jeweils 4 Tabletten
  Einnahmedauer: 6 bis 8 Wochen

Meist werden diese Mittel noch durch weitere Schüßler-Salze, zum Beispiel zum Anfeuern des Stoffwechsels, ergänzt (siehe S. 38).

Schüßler-Salze, die sich gut kombinieren lassen

Nr. 11 Silicea D6: unterstützt das Lösen von Säuren und Schlacken aus dem Bindegewebe.
Dosierung: abends 3 Tabletten.
Nr. 8 Natrium chloratum D6: schwacher Magen; Flüssigkeitshaushalt gestört.
Dosierung: 3-mal täglich 3 Tabletten.
Nr. 7 Magnesium phosphoricum: positiver Effekt auf Nervensystem, entspannt und entkrampft.
Dosierung: nach 18 Uhr 10 Tabletten auf ein Glas heißes Wasser.

Abnehmen beginnt im Kopf
Essen ist mehr als Nahrungsaufnahme

Jeder kennt es von klein auf: Wenn es einem als Kind schlecht ging, dann hat die Mutter das Lieblingsessen gekocht, oder als Trost für einen kleinen Unfall gab es etwas Süßes. Später, als Erwachsener, gönnt man sich zur Feier eines geschäftlichen Erfolges ein nobles Restaurant. Essen ist eben mehr als nur Nahrungsaufnahme. Essen kann trösten, kann helfen, das seelische Gleichgewicht wiederzufinden, oder Ausdruck von sozialem Status sein.

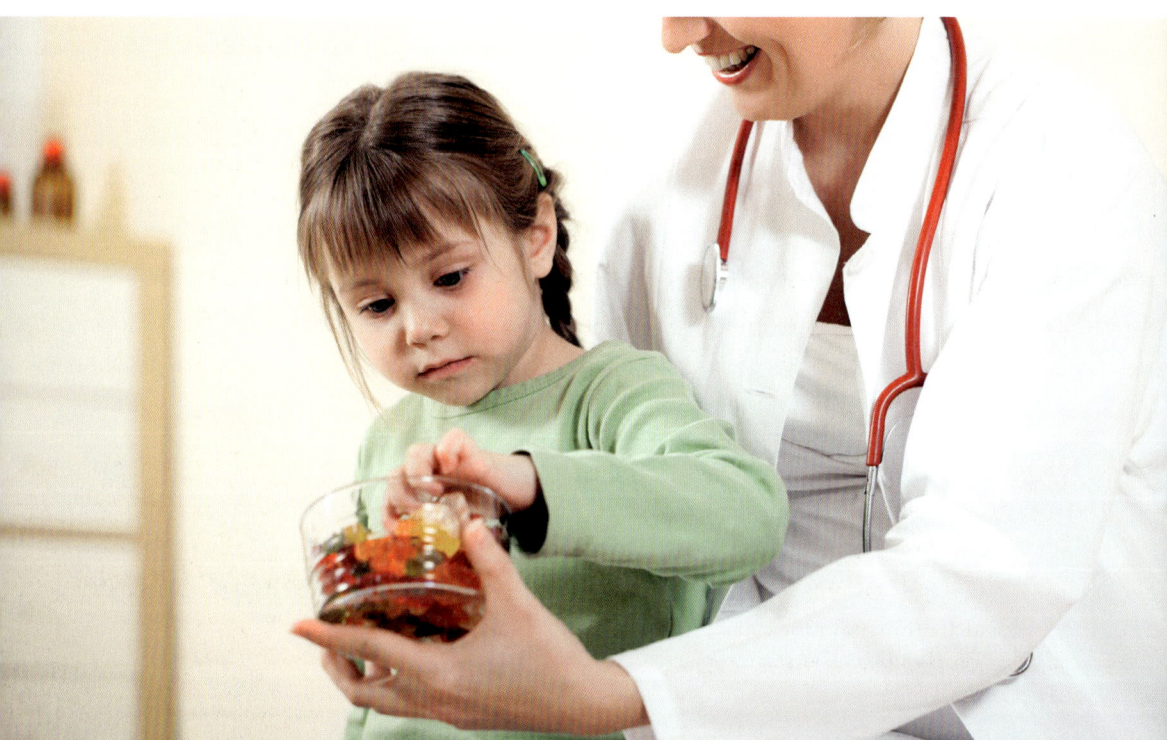

Süßes zur Belohnung beim Arzt.

Zunächst ist daran auch nichts Problematisches. Probleme, insbesondere Gewichtsprobleme, entstehen erst, wenn nur noch das Essen als Möglichkeit des seelischen Ausgleichs genutzt wird, wenn nur noch der Griff zur Tafel Schokolade oder einem Stück Torte als Möglichkeit erlebt wird, aus einem seelischen Tief zu kommen.

Der erste und wichtigste Schritt heraus aus dieser Kalorienfalle ist, dass man sich der Problematik bewusst wird. Achten Sie darauf, wenn Sie zur Schokolade greifen, ob Sie sich vorher zum Beispiel über etwas geärgert haben. Seien Sie achtsam und werden Sie sich solcher Zusammenhänge bewusst!

Schokolade macht glücklich

Die Nahrung, die wir zu uns nehmen, beeinflusst unsere Stimmung, sie wirkt sich auf unsere Gefühle und unser Denken aus. Ein wichtiger Stimmungsaufheller ist der Hirnbotenstoff Serotonin. Viel Serotonin im Gehirn bedeutet gute Laune, Entspannung und Glücksgefühle. Im Gehirn wird Serotonin aus der Aminosäure Tryptophan gebildet, und Kohlenhydrate erhöhen den Transport von Tryptophan zum Gehirn. Einen ähnlichen Effekt haben auch fettreiche Nahrungsmittel. Kombinationen aus Fetten und Kohlenhydraten, insbesondere Schokolade, haben einen besonders positiven Effekt auf die Stimmung. Schokolade, aber auch andere Süßigkeiten, können in gewisser Weise süchtig machen – mit entsprechendem Effekt auf das Körpergewicht. Nach dem Stimmungshoch fällt man in ein Tief und braucht wieder Schokolade und so weiter. Umso steiler die Stimmungsaufhellung, desto stärker geht es anschließend in ein Stimmungstief. Kohlenhydrate, die für einen moderaten Blutzuckeranstieg sorgen, haben einen geringeren Effekt auf die Stimmung, allerdings hält er deutlich länger an, und der Abschwung fällt auch deutlich geringer aus.

Schokolade sorgt für einen schnellen
Blutzuckeranstieg – mit anschließendem Abfall.

Sehr günstig wirkt es sich aus, Kohlenhydrate nicht isoliert zu essen. Als Bestandteil einer vollwertigen Mischkost ist ein schneller Blutzuckeranstieg nicht zu befürchten. Hier sei noch einmal auf den positiven Effekt der Ballaststoffe (siehe S. 65f.), den Blutzuckeranstieg zu bremsen, verwiesen.

Essen, das gute Laune macht

Tryptophan, aus dem im Gehirn der stimmungsaufhellende Botenstoff Serotonin gebildet wird, gehört zu den essenziellen Aminosäuren. Das heißt, der Körper kann Tryptophan nicht selbst herstellen, und es muss deshalb mit der Nahrung aufgenommen werden.
Tipp: Nüsse, Bananen und Milch enthalten viel Tryptophan.

Einen stimmungsaufhellenden Effekt haben auch ungesättigte Fettsäuren. Gesättigte Fettsäuren und Trans-Fette (siehe S. 64) machen nicht nur körperlich krank, sondern trüben auch die Seele. Omega-3-Fettsäuren, viel davon im Fisch enthalten, und Phospholipide wie Lecithin sind für Vitalität, Ausgeglichenheit und Nervenleistung sehr wichtig.

Zusammenfassend lässt sich sagen: Hellen Sie Ihre Stimmung durch eine abwechslungsreiche, vollwertige Mischkost auf. Süßes als Seelentröster führt langfristig in die Sackgasse und erhöht die Pfunde auf der Waage, was auch wieder für Frust sorgt.

Wenn die Mutter auf den Schenkeln sitzt

Bei der Behandlung übergewichtiger Frauen in ihren Praxen machen viele Heilpraktiker immer wieder eine interessante Beobachtung: Manchen übergewichtige Frauen, insbesondere wenn das Fett an den Oberschenkeln und am Po sitzt, berichten in der Anamnese auffallend häufig von einem schwierigen Verhältnis zur Mutter. Dieses kann sich zum Beispiel in der Form äußern, dass die Mutter die Tochter überbehütet, ein Konkurrenzverhältnis zwischen beiden Frauen besteht oder die Mutter zu viel Zuwendung von der Tochter einfordert. Heilpraktiker beobachten ebenfalls immer wieder, dass dieser Konflikt psychisch eine so starke Belastung darstellt, dass er ein Hindernis fürs Loslassen der überflüssigen Pfunde an den Problemzonen ist. Ebenfalls auffallend ist bei diesen Frauen, dass der Oberkörper im Gegensatz zu den Problemzonen geradezu dünn sein kann.

In einer solchen Situation kann es sehr hilfreich sein, sich einmal bewusst zu machen, welche Probleme im eigenen Leben im Moment von großer Bedeutung sind. Das Bewusstmachen ist schon hilfreich und der erste Schritt zur Problemlösung und meist auch zum erfolgreichen Abnehmen – vor allem an den Problemstellen.

Weniger ist manchmal mehr

Auch ein anderes Beispiel erklärt, wie stark die Psyche unseren Körper beeinflussen kann – im Positiven wie im Negativen. Die Erfahrung vieler Paare mit erfolglosem Kinderwunsch: Solange sich alles um den Wunsch nach einem Baby dreht, man alles versucht und unbedingt schwanger werden will, so lange klappt es nicht. Wenn man aber enttäuscht aufgegeben und sich von dem ganzen Druck befreit hat, dann klappt es plötzlich, obwohl man schon gar nicht mehr damit gerechnet hat.

Ähnliches kann man manchmal beim Abnehmen beobachten. Versuchen Sie sich auf Ihr Ziel des Abnehmens zu konzentrieren, aber ohne es zu sehr zu wollen. Ihr Denken und Fühlen sollen sich nicht ständig um das Thema Gewicht kreisen, manchmal ist weniger mehr.

Schüßler-Salze
für den seelischen Ausgleich

Nr. 7 Magnesium phosphoricum D6

Magnesium phosphoricum ist das Hauptmittel bei einer erhöhten Krampfbereitschaft, auch im Sinne einer seelischen Verkrampfung. Rasch wechselnde Stimmungslagen mit depressiven Verstimmungen gehören ins Mittelbild.

Nr. 5 Kalium phosphoricum D6

Kalium phosphoricum kann in zwei Phasen eingesetzt werden, in der Erregungsphase und der anschließenden Erschöpfungsphase. Die Erregungsphase ist gekennzeichnet durch eine Überempfindlichkeit, erhöhte Reizbarkeit, nervöse Unruhe und Gedankenzudrang, der den Schlaf rauben kann. Besonders in dieser Phase bessern sich die Beschwerden durch Geselligkeit und Essen. Nach einer gewissen Zeit kippt die Erregungs- in die Erschöpfungsphase. Jetzt herrschen Schwäche und Erschöpfung vor. Der Gedankenzudrang weicht einer Gedächtnisschwäche und Konzentrationsstörung. Besonders am Nachmittag können depressive Gemütslagen auftreten.

Nr. 14 Kalium bromatum D6

Kalium bromatum ist angezeigt bei sensiblen, nervösen, leicht erregbaren Menschen. Die Hände sind ständig unruhig in Bewegung, sie können nicht ruhig daliegen. Auch Schlafstörungen aufgrund der inneren Unruhe und nächtliches Zähneknirschen können auftreten. Kalium bromatum erhöht den Magnesiumspiegel und lässt sich gut mit der Nr. 7 kombinieren.

Nr. 16 Lithium chloratum D6

Lithium chloratum ist hilfreich bei emotionalen Disharmonien, depressiven Verstimmungen und psychischer Erschöpfung. Es wirkt besonders gut bei verschlackten Menschen mit erhöhter Harnsäure.

Einnahmebeispiele zum psychischen Ausgleich

- Nr. 7 Magnesium phosphoricum D6
  abends (nach 18 Uhr) 10 Tabletten in heißem Wasser auflösen
  und langsam schluckweise trinken
  Einnahmedauer: 4 bis 6 Wochen
  und
- Nr. 14 Kalium bromatum D6
  3-mal täglich 3 Tabletten
  Einnahmedauer: 4 bis 6 Wochen

  oder

- Nr. 5 Kalium phosphoricum D6
  3-mal täglich 4 Tabletten
  Einnahmedauer: 4 bis 6 Wochen
  und
- Nr. 7 Magnesium phosphoricum D6
  abends (nach 18 Uhr) 10 Tabletten in heißem Wasser auflösen
  und langsam schluckweise trinken
  Einnahmedauer: 4 bis 6 Wochen

  oder

- Nr. 5 Kalium phosphoricum D6
  3-mal täglich 4 Tabletten
  Einnahmedauer: 4 bis 6 Wochen
  und
- Nr. 16 Lithium chloratum D6
  3-mal täglich 3 Tabletten
  Einnahmedauer: 4 bis 6 Wochen

Auch andere Kombinationen sind möglich.
Orientieren Sie sich an den Beschreibungen der Schüßler-Salze.

Unterstützende Empfehlungen

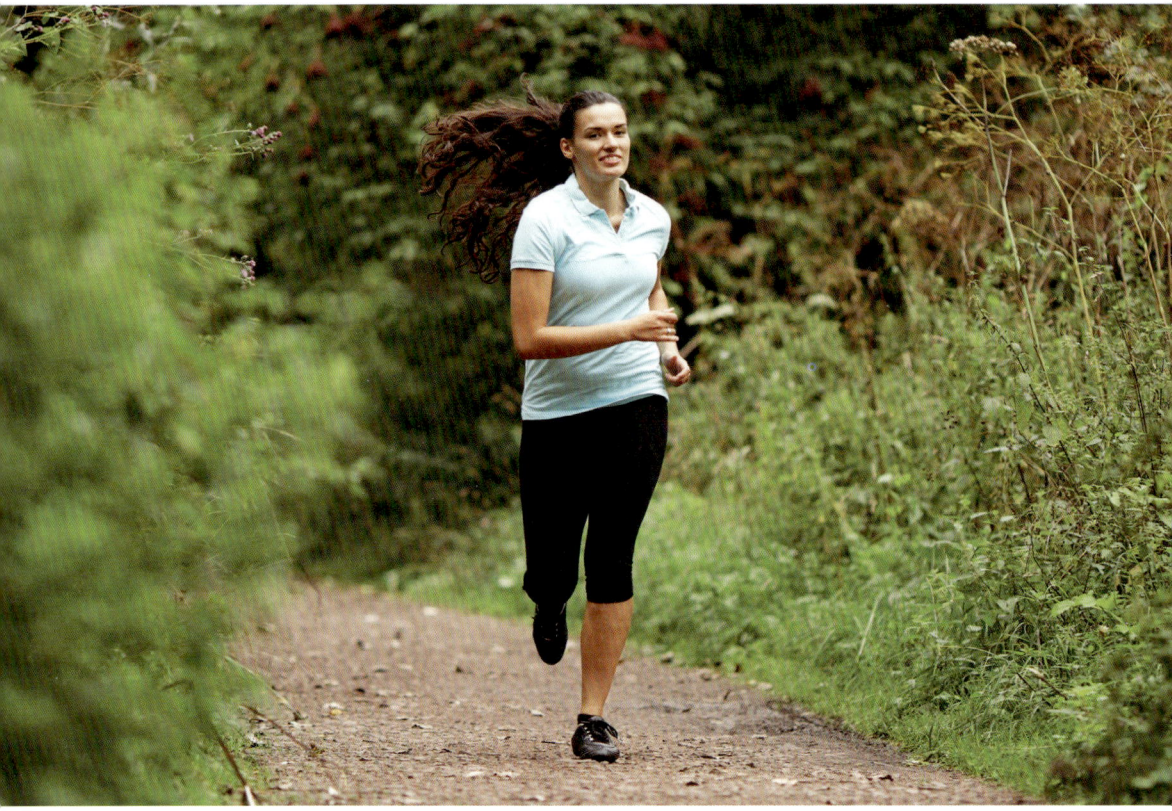

Joggen im Wald setzt Glückshormone frei.

- Bewegen Sie sich an der frischen Luft – auch im Winter. Bewegung wird mit der Ausschüttung von Glückshormonen belohnt.
- Stimmungsaufhellend wirken Folsäure (Endivien-, Feldsalat, Blumenkohl), Biotin (Haferflocken, Karotten, Erdnüsse), Zink (Milch, Fisch, Fleisch), Selen (Fisch) und Vitamin C (Obst, Gemüse, Salat, Kartoffeln).

Erschwert Ihr Temperament das Abnehmen?

Konstitutionelle Veranlagungen sind beeinflussbar

Genauso wenig, wie es eine Ernährung gibt, die für alle Menschen gleichermaßen gesund ist, gibt es kein Gewicht, das allgemeingültig als gesund oder normal anzusehen ist. Neben Faktoren wie Geschlecht, Alter und klimatischer Umgebung ist vor allem die Veranlagung von Bedeutung. Jeder Mensch ist individuell und verschieden – sowohl was den Charakter als auch die körperliche Konstitution betrifft.

Diese Beobachtung machten Menschen schon vor langer Zeit: Bereits vor wenigstens 1800 Jahren beschrieben die Ärzte vier unterschiedliche Temperamente, in die sich die Menschen unterteilen lassen. Jedes dieser vier Temperamente hat seine ganz eigene, typische körperliche Reaktionsweise und auch seine charakteristischen psychischen Eigenheiten. Diese Einteilung in die vier Temperamente hat sich bewährt und ist auch heute noch uneingeschränkt gültig.

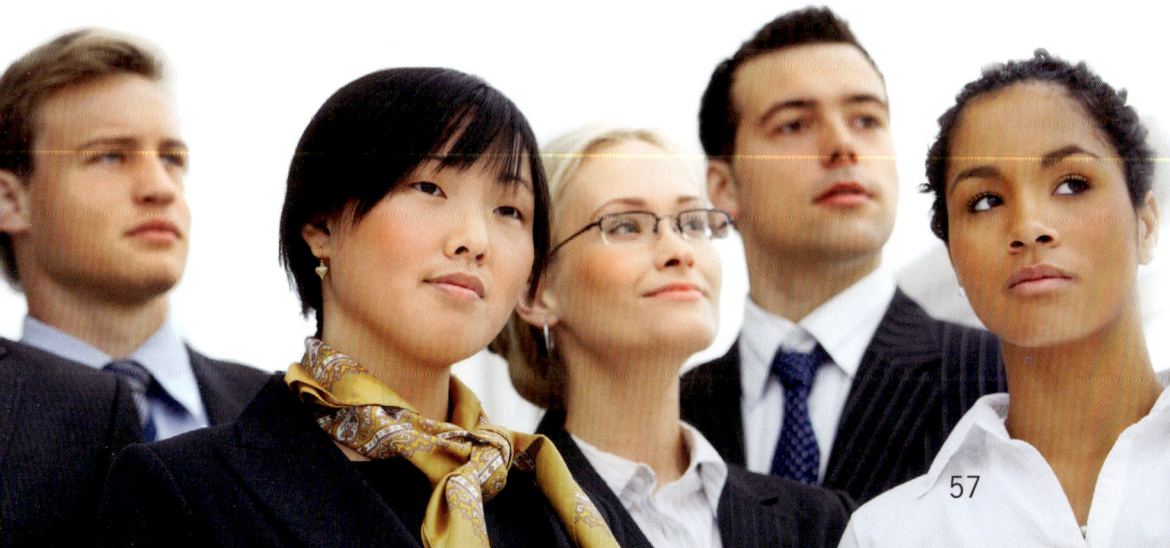

Eines dieser vier Temperamente neigt besonders zum Übergewicht – diese Menschen werden nach der Temperamente-Lehre Phlegmatiker genannt. Phlegmatiker dürfen und müssen etwas runder sein. Wenn ein Phlegmatiker sehr schlank ist, dann ist das für seine Konstitution unter Umständen sogar ungesund. Sein Wohlfühlgewicht liegt höher und darf auch höher liegen als das anderer Temperamente. Ein Phlegmatiker wird auch leichter zunehmen und schwerer abnehmen als andere. Die Einteilung nach Body-Mass-Index oder auch andere Systeme berücksichtigen diese Temperament-Lehre aber nicht und werden daher einem Menschen nicht immer ganz gerecht.

Im Folgenden möchte ich Ihnen diese vier Temperamente kurz vorstellen.

Sanguiniker

Sanguiniker sind gesellige, fröhliche Menschen. Sie lachen gern und viel und sind unbeschwert. Schnell ist ihr Interesse geweckt, aber ebenso schnell wenden sie sich neuen Dingen zu. Ausdauer und Disziplin sind nicht ihre Stärken. Sie sind meist schlank, und erst im fortgeschrittenen Alter, etwa ab 45 Jahren, nehmen sie an Körpergewicht zu. Das liegt auch daran, dass Sanguiniker mit zunehmendem Alter ins phlegmatische Temperament übergehen.

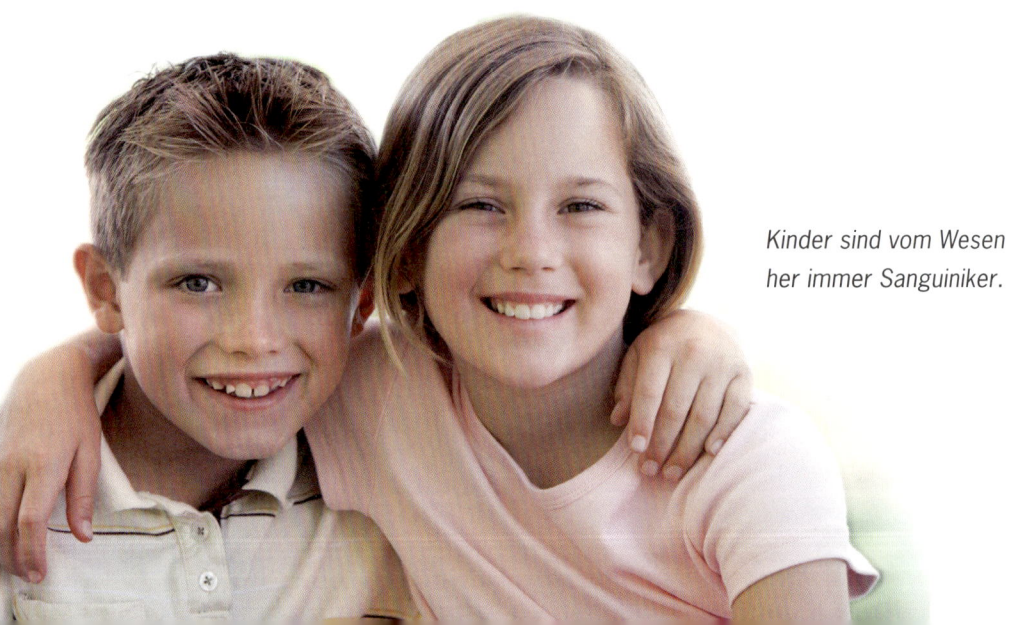

Kinder sind vom Wesen her immer Sanguiniker.

Choleriker

Choleriker sind ehrgeizige, zielstrebige und dynamische Menschen. Sie sind von eher kräftiger Statur, aber selten übergewichtig.

Melancholiker

Melancholiker wirken zunächst ruhig und ausgeglichen, doch sind sie leicht verletzbar und emotional labil. Häufig trifft man bei ihnen eine Unzufriedenheit an. Alte Menschen sind häufig Melancholiker. Sie neigen nicht zum Übergewicht, sondern eher zur Magerkeit.

Phlegmatiker

Der Phlegmatiker isst gerne und kann ein leckeres Essen genießen. Charakteristische Züge sind Antriebslosigkeit und Trägheit. Eine Kombination, die zum Übergewicht prädestiniert. Zudem ist auch der Stoffwechsel träge und verbrennt zu wenig. Der Phlegmatiker neigt zu Wassereinlagerungen und Lymphstauungen. Beides fördert die Gewichtszunahme zusätzlich.

Meist kann man jeden Menschen spontan einem dieser beschriebenen Temperamente zuordnen. Doch häufig dominiert zwar ein Temperament deutlich, aber ein zweites ist ebenfalls in seinem Wesen klar zu erkennen. So findet man deshalb auch Mischformen: zum Beispiel einen Choleriker mit großen melancholischen Anteilen oder einen Sanguiniker mit phlegmatischen beziehungsweise cholerischem Anteil. Den reinen, hundertprozentigen Phlegmatiker, Choleriker, Sanguiniker oder Melancholiker gibt es nicht.

Temperamente sind zudem nichts Statisches. Sie können sich – und tun es auch meist – im Laufe eines Lebens ändern. In der Jugend dominieren die Sanguiniker, im Alter die Melancholiker. Im Erwachsenenalter findet man mehr Phlegmatiker und Choleriker. Sanguiniker neigen dazu, im Alter zum Phlegmatiker zu werden, und Choleriker zum Melancholiker.

Temperamente sind keine Krankheiten, die es zu behandeln gilt. Aufgrund der unterschiedlichen Krankheitsneigungen und Reaktionsweisen des Organismus ist es aber für den Therapeuten sehr hilfreich, das Temperament eines Patienten zu kennen. Einem Phlegmatiker kann es helfen, sein etwas höheres Gewicht besser anzunehmen. Für ihn gilt besonders, sich nicht von angeblichen Schönheitsidealen der Werbeindustrie und Modezeitschriften beirren zu lassen.

Man ist seinem Temperament aber auch nicht hilflos ausgeliefert. Ein adipöser Phlegmatiker kann sich nicht damit herausreden, dass er aufgrund seiner Veranlagung nicht abnehmen kann. Kein Temperament verurteilt einen zu Übergewicht!

So finden Sie Ihr Temperament

Um Ihnen die Zuordnung des eigenen Temperaments zu erleichtern, stelle ich Ihnen einige typische Reaktionsweisen und Vorlieben der verschiedenen Temperamente vor. Es muss nicht jedes Beispiel zutreffen, ein Temperament kann auch von seiner zu erwartenden Ausprägung abweichen.

Getränketemperatur
Sanguiniker: mag kalte Getränke
Choleriker: mag kalte Getränke
Melancholiker: mag heiße Getränke
Phlegmatiker: mag heiße Getränke

Wetter
Sanguiniker: mag kaltes trockenes Wetter
Choleriker: mag kaltes feuchtes Wetter
Melancholiker: mag heißes feuchtes Wetter
Phlegmatiker: mag heißes trockenes Wetter

Haut
Sanguiniker: eher warme und feuchte Haut
Choleriker: warme und trockene Haut
Melancholiker: trockene und raue Haut, eher kalt
Phlegmatiker: kühle und feuchte Haut

Stimme
Sanguiniker: klar, normal bis laut
Choleriker: scharf, laut
Melancholiker: eher stimmlos, weich, schnell
Phlegmatiker: langsam, sanft

Schlaf
Sanguiniker: guter Schlaf, circa sechs bis acht Stunden
Choleriker: neigt zu Schlaflosigkeit, braucht weniger Schlaf, circa sechs Stunden
Melancholiker: unregelmäßig, wacht immer wieder auf, neigt zu Schlaflosigkeit
Phlegmatiker: schläft lange, über acht Stunden, verschläft gerne

Schüßler-Salze für Phlegmatiker

Bei den Patienten meiner Praxis habe ich die Erfahrung gemacht, dass Phlegmatiker besonders häufig zu Übergewicht neigen. Deshalb stelle ich Ihnen eine Kur mit Schüßler-Salzen vor, die den typischen phlegmatischen Schwachpunkten Rechnung trägt. Wichtig zu wissen ist aber, dass auch nach der Kur ein Phlegmatiker ein Phlegmatiker bleiben wird. Das Ziel ist es vielmehr, den Phlegmatiker in seiner Gesundheit zu unterstützen.

Schüßler-Kur für Phlegmatiker

- Nr. 22 Calcium carbonicum D6:
  morgens und mittags jeweils 3 Tabletten

- Nr. 4 Kalium chloratum D6:
  3-mal täglich 3 Tabletten

- Nr. 3 Ferrum phosphoricum D3:
  morgens und mittags jeweils 3 Tabletten

- Nr. 11 Silicea D6:
  abends 3 Tabletten

Unterstützende Empfehlungen für Phlegmatiker

▶ Nicht länger als acht Stunden pro Nacht schlafen!

▶ Auf Bewegung achten! Besonders effektiv ist sie morgens an der frischen Luft. Achten Sie darauf, so wenig wie möglich zu sitzen. Wenn es sich nicht vermeiden lässt, etwa aus beruflichen Gründen, dann stehen Sie so oft wie möglich kurz auf und gehen ein paar Schritte.

▶ Bei der Ernährung darauf achten, dass die Menge an Milchprodukten, Mehlspeisen und Süßigkeiten reduziert wird.

▶ Speisen dürfen ruhig gut gewürzt sein. Auch ein Gläschen Rotwein (ca. 1/8 Liter) zum Essen sowie Kaffee in Maßen sind empfehlenswert.

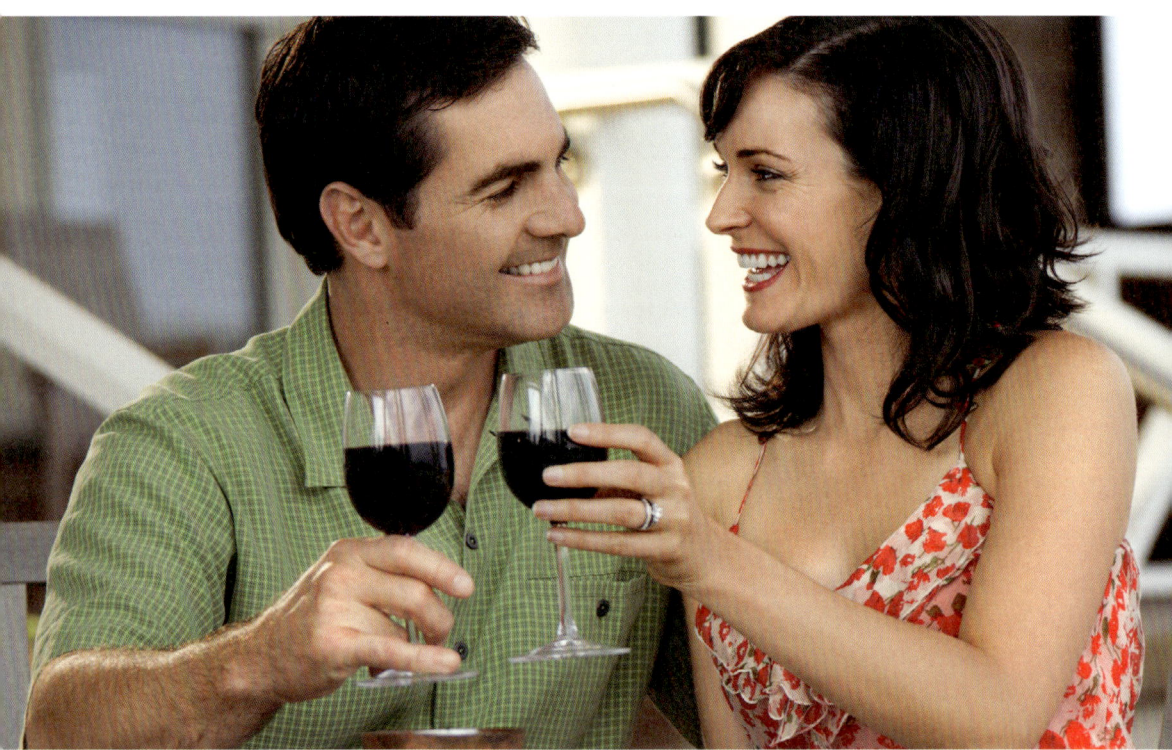

Auf die richtige Ernährung kommt es an

Auch an dieser Stelle möchte ich darauf hinweisen: Entscheidend für eine dauerhafte Gewichtsreduktion sind die gesunde, richtige Ernährung sowie die ausreichende Bewegung. Die Schüßler-Salze können zwar gewisse Abnehmblockaden lösen und den Stoffwechsel so regulieren, dass eine Gewichtsreduktion erst möglich wird. Aber früher oder später müssen und sollen Sie die Schüßler-Salze absetzen. Spätestens dann helfen nur veränderte Ernährungs- und Bewegungsgewohnheiten, das reduzierte Gewicht möglichst dauerhaft zu halten.

Es darf schmecken und Sie müssen sich satt essen!

Es gibt zahllose Diäten, viele wissenschaftliche Studien zu Diäten und noch mehr Experten zu diesem Thema. Aber was nützt eine ausgeklügelte Diät, wenn sie nicht durchgehalten wird. Das Hauptproblem dabei ist: Viele Diäten weichen zu stark von der Ernährung ab, die man gewohnt ist. Sie sind sehr einseitig, schmecken nicht, und man wird von den vorgeschriebenen Mengen nicht satt. Selbst in gut betreuten wissenschaftlichen Studien liegen die Abbrecherzahlen bei Diäten zum Teil bei fast 50 Prozent.

Aber selbst wenn Sie eine Diät durchhalten, irgendwann ist sie vorbei, und Sie essen wieder wie gewohnt, dann ist es nur eine Frage der Zeit, bis das alte Gewicht wieder da ist, meist sogar ein paar Pfunde mehr als vorher.

Sie können auch beides essen.
Das Gesamtpaket entscheidet.

Vernünftiger, erfolgversprechender und auch gesünder ist eine dauerhafte Änderung der Ernährungsgewohnheiten, die auch Platz lässt für die eine oder andere kleine Sünde.

Fette – Freund oder Feind?

Qualität statt Quantität! Essen Sie lieber dreimal in der Woche hochwertiges Fleisch als jeden Tag minderwertiges. Je nach Futter und Mastbedingungen des Tieres unterscheidet sich die Qualität des im Fleisch enthaltenen Fettes. So ist der Anteil an Omega-3-Fettsäuren und an der konjugierten Linolsäure bei frei grasenden Tieren höher.

Meist wird empfohlen, weniger Fett zu essen. Das stimmt in Bezug auf industriell gefertigte Nahrungsmittel. Ihr Fettanteil ist häufig hoch und die Qualität schlecht (gehärtete Fette, Trans-Fette). Aber gerade bei der empfehlenswerten Mittelmeerkost liegt der Fettanteil relativ hoch. Doch sind die dort verwendeten Fette und Öle (Olivenöl) von guter Qualität: Sie enthalten ungesättigte Fettsäuren und Omega-3-Fettsäuren; gehärtete Fette und gesättigte Fettsäuren sind selten!

Abzuraten ist auch von den fettreduzierten Diäten beziehungsweise Produkten. Studien belegen, dass sie keinen Vorteil bringen. Außerdem ist Fett der Geschmacksträger, deshalb wird in industriell gefertigten Low-fat-Produkten der Zuckeranteil erhöht und mit Zusatzstoffen gearbeitet, um das Manko an Fett auszugleichen.

Fett an sich ist also nicht das Problem: Die Qualität ist wichtig und natürlich das Gesamtpaket. Wer körperlich hart arbeitet, ist mit einem hohen Fettanteil in seiner Ernährung gut beraten, denn Fett hat die höchste Energiedichte. Ein Gramm Fett liefert etwa 9 kcal, doppelt so viel wie Eiweiß oder Kohlenhydrate.

Trinken – großer Effekt, ohne Mühe

Bei der Wahl seiner Getränke kann man sehr schnell viele Kalorien einsparen. Sehen Sie gesüßte Getränke wie Cola oder Eistee als Genussmittel an, das man sich hin und wieder gönnt, aber mit denen man keinesfalls täglich und ständig seinen Durst stillt. Die Grundversorgung mit Flüssigkeit sollte durch Wasser, Mineralwasser oder auch ungesüßten Tee gewährleistet werden. Tückisch an gesüßten Getränken ist, dass man die darin enthaltenen Kalorien nicht wahrnimmt. Dabei enthalten einige Getränke sogar sehr viele Kalorien: ein Liter Cola etwa 600 kcal, ein Liter Bier etwa 450 kcal, aber auch Apfelsaft hat etwa 500 kcal pro Liter. Wasser dagegen: 0 kcal.

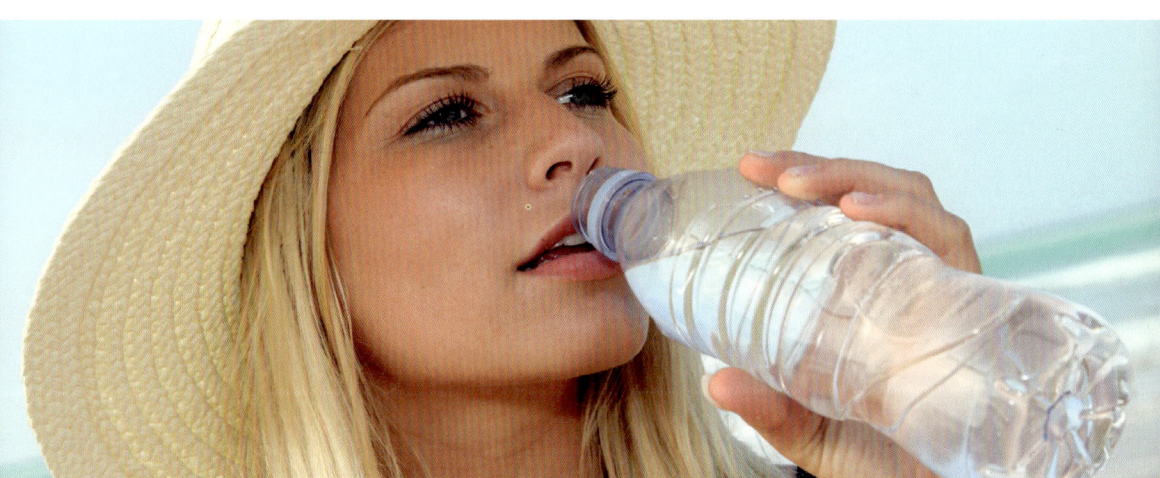

Wasser ist das ideale Getränk zum Abnehmen.

Vollkorn, Obst und Gemüse – da ist mehr drin

Vollkornprodukte enthalten im Vergleich zu verarbeiteten Nahrungsmitteln mehr Nährstoffe. Obst und Gemüse liefern wertvolle Vitamine und Mineralien. Ein weiteres Plus: Vollkornprodukte, Obst und Gemüse enthalten Ballaststoffe (Faserstoffe). Ballaststoffe sind weitgehend unverdauliche Nahrungsbestandteile aus pflanzlichen Nahrungsstoffen (pflanzliche Fasern), die das Abnehmen unterstützen und sehr gesund sind:

- Ballaststoffe quellen bereits im Magen durch Wasser auf und sorgen für ein früheres Sättigungsgefühl. Zusätzlich sorgen sie für einen geringeren Blutzuckeranstieg nach einer Mahlzeit. Der nachfolgende Blutzuckerabfall durch das nun freigesetzte Insulin fällt geringer aus, was im Gehirn registriert wird und geringere Hungersignale auslöst. Im Dickdarm führt das Quellvermögen der Ballaststoffe zu einer Anregung der Darmbewegung und fördert den Stuhlgang.

- Ein Teil der Ballaststoffe, die löslichen Faserstoffe, können im Dickdarm von den Bakterien der natürlichen Darmflora in kurzkettige Fettsäuren umgewandelt werden, die dann vom Körper aufgenommen und verwertet werden. Den Darmbakterien dienen die löslichen Ballaststoffe zur Energiegewinnung, und der Mensch profitiert durch eine Verbesserung des Cholesterin-, Fett- und Zuckerstoffwechsels.

Lösliche Faserstoffe finden sich vor allem in Obst und Gemüse, die unlöslichen in den Randschichten von Getreidekörnern, also in Vollkorngetreide und Vollkornprodukten.

Tipp: Um Blähungen vorzubeugen, ist es wichtig, langsam von einer ballaststoffarmen auf eine ballaststoffreiche Kost umzustellen und während des Essens jeden Bissen gut zu kauen! Wegen der großen Wasserbindungsfähigkeit der Ballaststoffe ist auch ausreichendes Trinken wichtig. Ansonsten kann es zur Verstopfung kommen.

Drei Mahlzeiten täglich – keine Zwischenmahlzeiten

Zum Abnehmen empfiehlt es sich, jeden Tag drei feste Mahlzeiten einzuhalten und dazwischen keine Kalorien zu sich zu nehmen, nicht einmal Obst oder Gemüse oder kalorienhaltige Getränke. Stattdessen Obst und Gemüse auf die Hauptmahlzeiten verteilen.

Hintergrund für diese Empfehlung ist, dass der Insulinspiegel im Blut sinken muss, bevor überschüssiges Fett im Körper abgebaut werden kann. Da der Insulinspiegel erst zwei Stunden nach der Nahrungsaufnahme zu sinken beginnt, sollten darum zwischen den einzelnen Mahlzeiten ausreichend Stunden vergehen.

Wenn es gar nicht anders geht und Sie doch einmal eine Zwischen-mahlzeit brauchen, gilt: Verbannen Sie die besonders fett- und zuckerlas-tigen Snacks wie Chips, Süßigkeiten, Kekse am besten ganz aus Ihrer Wohnung und essen Sie stattdessen Obst, auch Trockenobst, und Nüsse.

Ernährungstipps, die beim Abnehmen helfen

Essen wie die Franzosen
Essen Sie während einer Hauptmahlzeit mehrere Gänge. Eine Suppe und ein Salat vorweg machen schon satt, und man isst weniger vom Haupt-gang. Lassen Sie sich zudem Zeit beim Essen.

Alles oder nichts
Verfahren Sie nicht auf die ganz radikale Weise: Absolut nichts Süßes mehr zu essen fällt den allermeisten Menschen sehr schwer. Besser und erfolgreicher ist das Mehr-oder-weniger-Prinzip, also zum Beispiel mehr Obst und dafür weniger Süßes.

Selber Kochen ist Trumpf
Wer selbst und mit frischen Zutaten kocht, kann den in Fertigprodukten versteckten Dickmachern nicht in die Falle gehen. Frisch zubereitetes Essen ist darum Trumpf beim Abnehmen.

So sieht eine ausgewogene Ernährung aus

Wenn Sie die eben beschriebenen Regeln in Ihrer Ernährung beachten und Ihre Essgewohnheiten langfristig umstellen, hilft das Ihrem Körper dabei, Gewicht zu reduzieren und auch dauerhaft zu halten. Hier noch ein-mal eine kurze Zusammenfassung: viel frisches Obst und Gemüse, Voll-kornprodukte, möglichst wenig Fertiggerichte und nur zwei- bis dreimal die Woche Fleisch, aber dafür hochwertiges – das alles verteilt auf drei feste Mahlzeiten pro Tag.

Das sollte vermehrt auf Ihren Speiseplan	Das sollten Sie auf Ihrem Speiseplan reduzieren
Frisches Obst und Gemüse Gemüse schonend und nährstofferhaltend zubereiten, indem Sie es mit möglichst wenig Wasser und wenig Fett kurz garen! Außerdem ist es gut, Obst und Gemüse nach saisonalem und regionalem Angebot einzukaufen.	**Fertiggerichte, Fastfood**
Ballaststoffe Stecken reichlich in Obst und Gemüse, in Trockenfrüchten, Vollkornprodukten, Lein- und Flohsamen sowie in Weizenkleie	**Weißes Mehl und Zucker** Steckt reichlich in Backwaren aus weißem Mehl wie Brötchen, Weißbrot sowie in süßem Gebäck und Süßigkeiten aller Art
Flüssigkeit Trinken Sie ausreichend, und zwar am besten zwei Liter Mineralwasser am Tag! Auch ungesüßter Kräutertee oder Saftschorlen sind in Maßen geeignet.	**Kaffee, Alkohol, schwarzer Tee, Limonaden, gesüßte Mischgetränke wie Eistee**
Pflanzenöle Am besten hochwertige wie kaltgepresstes Olivenöl, Sonnenblumenöl, Distel- oder Leinöl	**(Tierische) Fette** etwa in Form von Butter, fettem Fleisch, Wurst, Käse, Sahne, aber auch in Form von Nüssen, Kuchen und Schokolade sollten auf dem Speiseplan stark reduziert werden
Gutes Eiweiß Pflanzliches Eiweiß: Kartoffeln, Hülsenfrüchten und Getreide Tierisches Eiweiß in Form von magerem, hellem Fleisch (nicht öfter als ein- bis zweimal pro Woche) und Seefisch (ein- bis zweimal pro Woche) sowie in einem ausgewogenen Verhältnis zum pflanzlichen Eiweiß	**Schlechtes Eiweiß** rote Fleischsorten
Frische Kräuter und Gewürze	**Fertiggewürzmischungen, Geschmacksverstärker**
Frische und reine Milchprodukte	**Zubereitungen von Milchprodukten**

Ohne Bewegung rührt sich nichts

Bewegungsmangel ist ein großes Übel unserer Zeit. Menschen in den Industrieländern bewegen sich viel zu wenig. Dabei ist gar nicht so sehr der fehlende Sport das Hauptproblem, sondern die deutlich verminderten Alltagsbewegungen. Mittlerweile gibt es mehrere Studien, die das belegen. So hat man zum Beispiel in einer Untersuchung in den USA den Probanden spezielle Wäsche mit Sensoren gegeben, die jede Bewegung registrieren. Eines der Ergebnisse: Schlanke Probanden bewegten sich deutlich mehr im Alltag. Übergewichtige saßen durchschnittlich zwei Stunden mehr am Tag.

Andere Studien kommen zu ähnlichen Ergebnissen. Eine Erkenntnis die allen Untersuchungen gemein ist: Dem unbewussten Bewegungsanteil, also der Bewegung im Alltag, kommt eine große Bedeutung beim Abnehmen zu. Welchen Anteil am Tag gehe, stehe, sitze und liege ich? Das heißt konkret, wer morgens zwar eine Stunde Sport treibt, sich aber dann den Rest des Tages faul auf das Sofa legt, hat nichts gewonnen. Die Mehrbewegung durch den Sport wird durch die anschließende Untätigkeit kompensiert, ja sogar überkompensiert.

Das spricht nicht gegen Sport, insbesondere Ausdauertraining. Die positiven Effekte vom Ausdauertraining auf Stoffwechsel und Psyche sind so überzeugend, dass Übergewichtige – und natürlich auch Schlanke – darauf nicht verzichten sollten. Allerdings darf der unbewusste Bewegungsanteil im Gegenzug dafür auf keinen Fall reduziert werden!

Nordic Walking eignet sich bestens als Ausdauersport.

Es hat sich auch herausgestellt, dass es nicht funktioniert, Bewegungs-mangel im Alltag durch mehr Sport ausgleichen zu wollen. Die eindeutige Botschaft lautet: Aufstehen und Bewegung in den Alltag bringen! Verringern Sie die Zeit, in der Sie sitzen. Vielleicht können Sie mit dem Fahrrad zur Arbeit fahren oder zu Fuß gehen? Wer beruflich viel am Schreibtisch oder im Auto sitzen muss, sollte jede Gelegenheit nutzen, die sich zum Aufstehen und für Bewegung bietet: statt dem Kollegen ein paar Büros weiter eine E-Mail zu schreiben, lieber ihn besuchen und persönlich mit ihm sprechen. Für ein Telefonat einfach einmal aufstehen. Die Treppe statt den Aufzug nehmen und das Auto so oft wie möglich stehen lassen.

Auch wenn ein einzelner dieser Tipps nicht viel zu bringen scheint, die Summe der unbewussten Bewegungsanteile schlägt zu Buche. Schließlich ist es das Ziel, mehr Energie zu verbrauchen, als über die Nahrung aufzunehmen. Wer sich bewegt und damit seine Muskeln be-nutzt, beugt dem Abbau der Muskulatur vor. Muskeln verbrauchen, selbst in Ruhe, viel Energie. Wer zusätzlich Sport treibt, hat einen großen Nut-zen für die Gesundheit und nimmt auch eher ab.

Bewegung, die wirkt!

Neben dem Abnehmen hat Bewegung auch weitere positive Aspekte:

▶ Bewegung schützt vor Stoffwechselstörungen wie Diabetes und erhöhten Cholesterin- und Triglyzerid-Werten.

▶ Bewegung, insbesondere an der frischen Luft, stärkt das Immunsystem.

▶ Bewegung macht ausgeglichen und entspannt. Bewegung wirkt auf den Hirnstoffwechsel und den Hormonhaushalt. Zum Beispiel steigt die Konzentration von Serotonin, dem Glückshormon, deutlich an.

▶ Wer rastet, der rostet. Bewegung hält beweglich und elastisch. Eine stärkere Muskulatur schützt vor Rückenschmerzen. Auch andere Gelenke werden durch die höhere Stabilität vor Abnutzung geschützt.

▶ Nicht zuletzt: Bewegung macht Spaß!

Mit Schüßler-Salzen in Bewegung kommen

Allen, die Probleme haben, den inneren Schweinehund zu überwinden, um sich zu mehr Bewegung im Alltag oder zum Sporttreiben aufzuraffen, muss man leider sagen: Dafür gibt es kein Schüßler-Salz! Aber trotzdem gibt es Unterstützung, die Ihnen dabei helfen wird, den ersten Schritt zu tun. Denn für mehr Ausdauer beim Sporttreiben gibt es eine bewährte Salz-Kombination, die dafür sorgt, dass Sie die körperliche Anstrengung besser durchstehen und länger fit bleiben: die sogenannte „Physische Energieschaukel".

Einnahmeempfehlung
für die „Physische Energieschaukel"

- Nr. 3 Ferrum phosphoricum D3

  und

- Nr. 5 Kalium phosphoricum D6

  und

- Nr. 7 Magnesium phosphoricum D6

Von diesen drei Schüßler-Salzen je 10 Tabletten zusammen in einem halben Liter Wasser auflösen und vor und während der körperlichen Anstrengung trinken.

Alternativ oder auch zusätzlich können folgende Schüßler-Komplexmittel über sechs bis acht Wochen genommen werden: JSO Bicomplex 18 und JSO Bicomplex 29.

JSO Bicomplex 18 ist ein allgemeines Kräftigungsmittel. Es enthält unter anderem Calcium phosphoricum (Eiweißaufbau), Silicea (fördert Vitamin- und Elektrolytaufnahme) sowie Kalium phosphoricum (Energiestoffwechsel).

JSO Bicomplex 29 enthält sechs Schüßler-Salze, die den Muskel-stoffwechsel optimieren.

Beide Präparate sind in der Apotheke erhältlich. Sie werden in Tablet-tenform in Packungsgrößen zu 150 Tabletten angeboten.

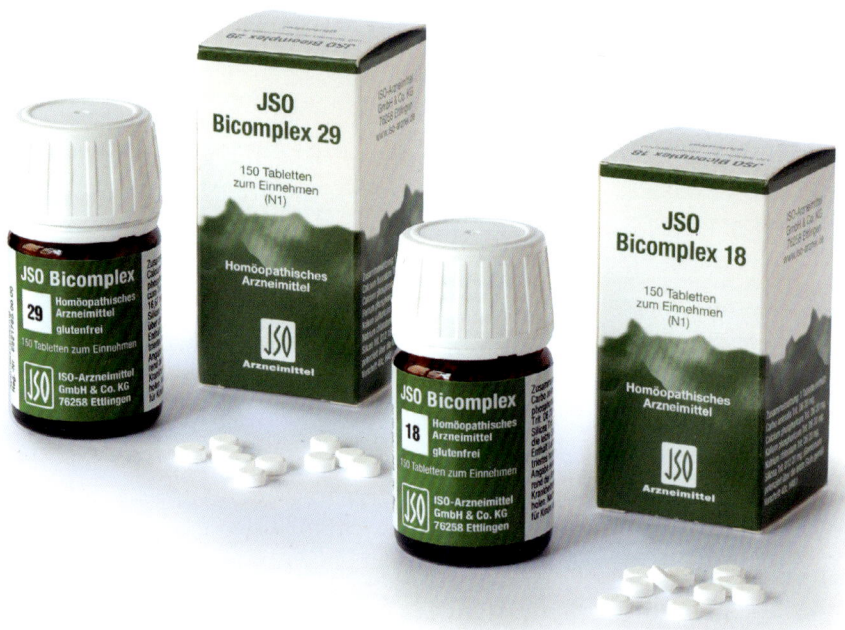

Kräftigung und Förderung des Muskelstoffwechsels: die Bicomplexe 18 und 29.

**Einnahmeempfehlung
für mehr körperliche Ausdauer**

- JSO Bicomplex 18
  3-mal täglich 3 Tabletten im Mund zergehen lassen

  Im täglichen Wechsel mit

- JSO Bicomplex 29
  3-mal täglich 3 Tabletten im Mund zergehen lassen

Tipps gegen wichtige Abnehm-Hindernisse

Zigaretten ade, hallo Pfunde – muss nicht sein

Wer zu rauchen aufhört, sieht sich mit mehreren Schwierigkeiten konfrontiert. Zum einen kämpft er gegen die Sucht nach Nikotin, zum anderen wird er, wenn er nicht bewusst gegensteuert, zwangsläufig zunehmen. Darum nimmt man bei der Rauchentwöhnung zu:

1. Nikotin steigert den Grundumsatz. Starke Raucher (über 20 Zigaretten pro Tag) verbrennen pro Tag circa 200 kcal nur durch das Nikotin. Diese Nikotinwirkung auf den Grundumsatz hält etwa 24 Stunden an. Um die Energiebilanz auch ohne Zigaretten zu halten, müsste man entweder 200 kcal weniger essen oder mehr verbrauchen, zum Beispiel durch Spazierengehen oder Joggen. Oft ist jedoch das Gegenteil der Fall: Viele Ex-Raucher essen sogar mehr, als Kompensation für das fehlende Nikotin. Bei der Nikotinentwöhnung hat sich das Schüßler-Salz Nr. 14 Kalium bromatum D6 zur Unterstützung bewährt.
2. Nikotin wirkt dämpfend auf den Appetit. Fällt das Nikotin weg, steigt der Appetit, meist vor allem gerade das Verlangen nach Süßem. Dagegen hilft nur bewusstes Gegensteuern: Verbannen Sie in den ersten Wochen alle Süßigkeiten aus dem Haus und essen Sie stattdessen rohes Obst und Gemüse als kleine Snacks!
3. Nikotin hat eine direkte Wirkung auf Fettzellen im Sinne eines vermehrten Fettabbaus. Fehlt das Nikotin, fällt auch dieser Effekt weg.

Doch auch wenn die eben beschriebenen Nikotin-Wirkungen für alle, die abnehmen möchten, positiv erscheinen, ist die Entwöhnung von der Sucht des Rauchens auf jeden Fall zu empfehlen. Die langfristigen positiven Effekte auf die Gesundheit überwiegen bei Weitem gegenüber den scheinbaren auf die Regulierung des Körpergewichts. Allerdings sollten Sie sich bewusst auf die Nikotinentwöhnung vorbereiten: Machen Sie die Abnehm-Kur wie auf Seite 81 beschrieben und bewegen Sie sich mehr! Einem Gewichtsanstieg bei der Nikotinentwöhnung vorzubeugen ist allemal erfolgversprechender, als erst hinterher mühsam die zugenommenen Pfunde wieder abzuspecken.

Wenn die Schilddrüse geschwächt ist

Während der Wachstumsphase spielt die Schilddrüse eine große Rolle für ein normales Längenwachstum sowie für eine normale Entwicklung der Organe, insbesondere von Knochen und Gehirn. Störungen während des Erwachsenwerdens können sogar in extremen Fällen bis zu körperlichen und geistigen Behinderungen führen.

Im Erwachsenenalter reduziert sich die Wirkung der Schilddrüse auf eine Beschleunigung des oxydativen Stoffwechsels. Unter der Wirkung der Schilddrüsenhormone kommt es zu einer Steigerung des Energieumsatzes. Die körperliche und geistige Leistungsfähigkeit steigt. Mit der Steigerung des Stoffwechsels ist auch eine vermehrte Wärmebildung verbunden.

Eine verminderte Produktion der Schilddrüsenhormone (Unterfunktion) führt unter anderem zu einer reduzierten Leistungsfähigkeit, einer Verlangsamung von Sprache und Denken, einer erhöhten Kälteempfindlichkeit und auch zu einer Gewichtszunahme.

Störungen der Schilddrüse müssen von einem Arzt oder Heilpraktiker unbedingt fachkundig abgeklärt und behandelt werden. Sie eignen sich nicht für eine Selbstbehandlung!

Ausgleich des Nervensystems

Unser Körper steht permanent vor der Aufgabe, sich den sich ändernden äußeren Bedingungen anzupassen. Ob wir sitzen oder gehen, ob es kalt oder warm ist, immer muss der Körper mit einer passenden Reaktion dafür sorgen, dass der Körper optimal darauf eingestellt ist. Atmung, Herzfrequenz, die Weit- beziehungsweise Engstellung der Blutgefäße oder die Schweißbildung werden von uns nicht bewusst verändert, diese Steuerung erfolgt unbewusst, angepasst an die Erfordernisse. Diese Aufgaben übernimmt das sogenannte vegetative Nervensystem (VNS). Das VNS besteht aus zwei Gegenspielern, dem Sympathikus und dem Parasympathikus. Der Sympathikus ist vor allem dann aktiv, wenn es um die Steuerung von Körperparametern geht, die eine Leistungssteigerung ermöglichen. So sorgt er zum Beispiel für eine Weitstellung der Atemwege und für eine höhere Herzfrequenz, um den Körper mit mehr Sauerstoff zu versorgen. Ist die Belastung vorbei, so sorgt der Parasympathikus dafür, dass der Körper zur Ruhe kommt und sich wieder erholt. So sorgt er zum Beispiel für die Senkung der Herzfrequenz nach einer Belastung.

Sympathikus und Parasympathikus sind zwei Nervensysteme, die wie Gegenspieler agieren. Sie sorgen dafür, dass bei Bedarf ausreichend Energie zur Verfügung steht, aber auch in Ruhe die aktiven Körperfunktionen gedämpft werden und nicht unnötig Energie verschwendet wird. Das vegetative Nervensystem steuert unter anderem:

> ► Wärme- und Energiehaushalt
> ► Blutkreislauf, Gefäßweit- bzw. Gefäßengstellung
> ► Atmung
> ► Verdauung und Ausscheidung
> ► Stoffwechsel

Ist dieses System zwischen Sympathikus und Parasympathikus nicht fein austariert, so kommt es zu Störungen. Ein Überwiegen des Sympathikus führt zu Unruhe, Nervosität, vermehrtem Schwitzen und Gewichtsverlust – alles Symptome, wie sie auch bei einer Schilddrüsenüberfunktion auftreten.

Ein Überwiegen des Parasympathikus führt dagegen zu Müdigkeit, leichtem Frieren und Gewichtszunahme. Symptome, die auch an eine Schilddrüsenunterfunktion erinnern.

Das Auge verrät viel über unser vegetatives Nervensystem

Der Parasympathikus sorgt für eine Engstellung der Pupille.
Der Sympathikus dagegen weitet die Pupille.

Das VNS arbeitet nicht für sich isoliert. Es wird zum einen von übergeordneten Zentralen im Gehirn gesteuert, vor allem vom Hypothalamus, einem Teil des Zwischenhirns, in dem mehrere vegetative Regulationszentren liegen. Zum anderen steht das VNS in Beziehung zum Nebennierenmark und zur Schilddrüse.

Der Sympathikus regt das Nebennierenmark an, Adrenalin und Noradrenalin auszuschütten. Diese Hormone unterstützen den Sympathikus in seiner Aufgabe, den Körper auf Aktivität vorzubereiten. So wird durch die Hormone des Nebennierenmarks die Umwandlung der Speicherform von Zucker in die verwertbare Form, nämlich Glucose, aktiviert. Außerdem wird Fett umgewandelt in Fettsäuren und Glycerin, welche als Energielieferanten zur Verfügung stehen.

Zusammenfassend und vereinfachend lässt sich sagen:
Sympathikus überaktiv: Gewicht sinkt
Sympathikus zu schwach: Gewicht steigt

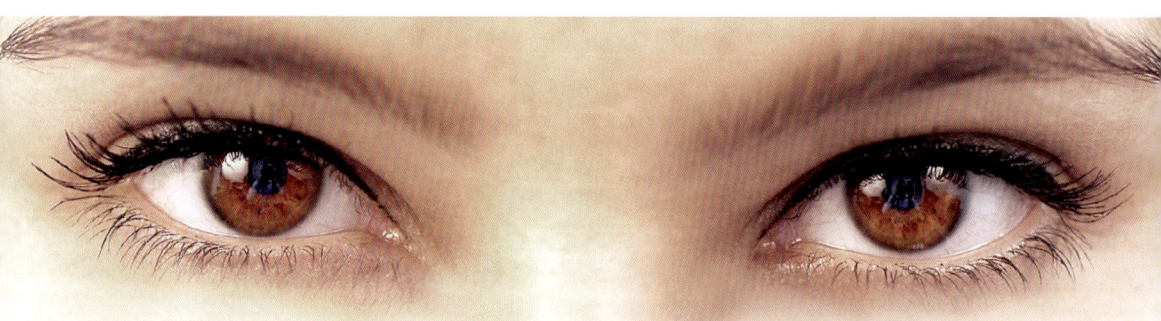

Die Größe der Pupille kann Hinweise auf den Zustand des vegetativen Nervensystems geben.

Schüßler-Salze für das vegetative Nervensystem

Unter den Schüßler-Salzen greifen besonders zwei Mittel ins vegetative Nervensystem regulierend ein: Nr. 2 Calcium phosphoricum und Nr. 5 Kalium phosphoricum.

Calcium phosphoricum wirkt regulierend auf das VNS, der Ansatz ist besonders der **Sympathikus**. Es stabilisiert den Energiehaushalt. Calcium phosphoricum dämpft einen zu starken Verbrennungsstoffwechsel. Das heißt, starke Verbrenner, die, egal wie viel sie essen, nicht zunehmen, profitieren von der Nr. 2 Calcium phosphoricum. Zum Abnehmen ist es nicht geeignet.

Kalium phosphoricum wirkt regulierend auf das VNS, der Ansatz ist besonders der **Parasympathikus**. Eine zu starke Aktivität des Parasympathicus würde die energieverbrauchenden, aktiven Prozesse dämpfen und einem Abnehmen entgegenarbeiten. Kalium phosphoricum sorgt für ein ausgeglichenes Verhältnis zwischen den beiden Systemen.

Fazit: Nr. 5 Kalium phosphoricum fördert zwar nicht direkt das Abnehmen. Da es ein Gleichgewicht im vegetativen Nervensystem fördert, kann es aber zumindest ein Abnehm-Hindernis beheben.

Einnahmeempfehlung für ein ausgeglichenes Nervensystem

- Nr. 5 Kalium phosphoricum D6
  4-mal täglich 4 Tabletten
  Einnahmedauer: 6 bis 8 Wochen

Eine interessante Alternative ist der JSO Bicomplex 19.
Er enthält die drei Schüßler-Salze Nr. 2 Calcium phosphoricum D6,
Nr. 5 Kalium phosphoricum D6, Nr. 7 Magnesium phosphoricum D6 und
das homöopathische Mittel Ammonium phosphoricum D6:

- JSO Bicomplex 19
  3-mal täglich 3 Tabletten im Mund zergehen lassen

Heißhunger-Attacken – so wehren Sie sich

Der Heißhunger hat wenig mit normalem Hunger zu tun. Er ist meist eher ein plötzliches und starkes Verlangen nach bestimmten Nahrungsmitteln, sehr häufig nach Süßem. Die Gründe für das Auftreten von Heißhunger sind unterschiedlich:

▶ Heißhunger kann die Reaktion auf ein zu schnelles Absinken des Blutzuckerspiegels sein, eventuell verbunden mit körperlichen Reaktionen wie Schweißausbruch und Zittern. Eine Ernährungsweise, die einen schnellen Blutzuckeranstieg begünstigt, kohlenhydratreiches Essen mit zum Beispiel Weißmehlprodukten und Einfachzuckern, führen auch zu einem schnellen Blutzuckerabfall.

Mit einer vollwertigen Mischkost können Sie optimal vorbeugen.

▶ Auch hormonelle Faktoren können zu Heißhunger führen. In dieser Form ist er vor allem in der Schwangerschaft häufig und bekannt, muss aber nicht therapiert werden.

▶ Ein Sättigungsgefühl vermittelt auch ein kleines Glücksgefühl. Und manchmal führen Stress und negative Gefühle zu Heißhunger, um sich dadurch die Stimmung aufzubessern (siehe auch Seite 50f.).

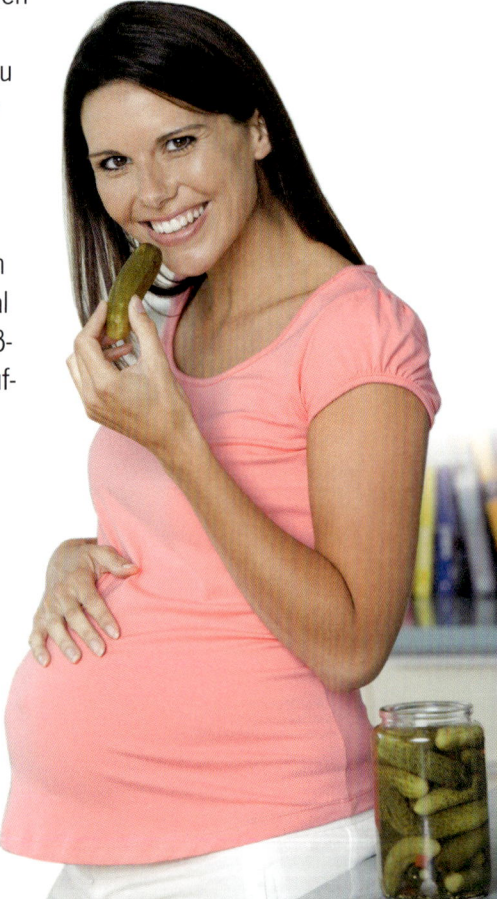

Heißhunger bei Schwangeren ist völlig normal und bedarf keiner Behandlung.

Schüßler-Salze gegen Heißhunger-Attacken

Zwei Schüßler-Salze können helfen, den Heißhunger in den Griff zu bekommen. Allerdings ist es empfehlenswert, gegen den ursächlichen zu schnellen Blutzuckerabfall auf eine vollwertige Mischkost umzustellen und Zucker möglichst zu meiden.

Einnahmeempfehlung gegen Heißhunger-Attacken

- Nr. 5 Kalium phosphoricum D6
  4-mal täglich 4 Tabletten
  Einnahmedauer: ca. 4 Wochen

  und

- Nr. 7 Magnesium phosphoricum D6
  abends 10 Tabletten in heißem Wasser auflösen und langsam schluckweise trinken
  Einnahmedauer: ca. 4 Wochen

Schüßler-Kuren zum Abnehmen

In den vorangegangenen Kapiteln haben Sie bereits einige Schüßler-Salze, auch Kombinationen, mit speziellen Zielsetzungen kennengelernt; zum Beispiel zum Ankurbeln des Verbrennungsstoffwechsels oder zum Entschlacken. Der beste Erfolg beim Abnehmen stellt sich dann ein, wenn Sie die Mineralsalze mit Wirkungen auf verschiedenen körperlichen Ebenen kombinieren. Denn was nützt es beispielsweise, mittel- und langfristig den Stoffwechsel anzuheizen, wenn der Körper die dadurch vermehrt anfallenden Stoffwechselendprodukte nicht ausscheiden kann?

Im Folgenden stelle ich Ihnen nun verschiedene bewährte Schüßler-Pakete vor. Die Basis-Pakete bestehen aus einem oder mehreren Schüßler-Salzen, mit deren Hilfe der Verbrennungsstoffwechsel oder die Entschlackung beziehungsweise Entsäuerung angeregt werden. Je nach Ihrer ganz persönlichen Situation können und sollen weitere Salze ergänzt werden. Auch dazu finden Sie Empfehlung zu jeweils gut passenden Kombinationen. Allerdings empfehle ich Ihnen aufgrund meiner Erfahrung: Nicht mehr als fünf verschiedene Schüßler-Salze für eine Kur verwenden! Die Salze geben dem Körper ein Signal, das dieser beantwortet. Zu viele Signale auf einmal könnten eher hinderlich sein. Außerdem ist bei der gleichzeitigen Einnahme von mehr als fünf Schüßler-Salzen auch die Menge der Einzeltabletten sehr groß.

Basis-Paket 1 – das Standard-programm zum Abnehmen

Dieses Paket ist gewissermaßen das Standardprogramm zur Gewichts-reduktion und kann immer genommen werden, wenn Sie Ihrem Körper etwas Gutes tun möchten. Sie sollten diese Schüßler-Kur für sechs bis acht Wochen durchführen, am besten zweimal im Jahr. Diese Kombina-tion unterstützt das Abnehmen hervorragend und reinigt den Körper. Sie profitieren also doppelt: weniger Gewicht, mehr Gesundheit.

Selbstverständlich befreit dieses Basis-Paket aber nicht von den in diesem Buch bereits beschriebenen und zu einer dauerhaften Gewichts-reduktion nötigen Veränderungen in Ihrem Ernährungs- (siehe S. 63) und Bewegungsverhalten (siehe S. 69)!

Einnahmeempfehlung Basis-Paket 1

- Nr. 6 Kalium sulfuricum D6
  3-mal täglich 4 Tabletten nach dem Essen

  und

- Nr. 9 Natrium phosphoricum D6
  abends 5 Tabletten

  und

- Nr. 10 Natrium sulfuricum D6
  morgens und am frühen Nachmittag jeweils 4 Tabletten

  Kurdauer: 6 bis 8 Wochen

Schüßler-Salze, die sich gut mit dem Basis-Paket 1 kombinieren lassen

Nr. 7 Magnesium phosphoricum: Dieses Schüßler-Salz normalisiert den Stoffwechsel-Rhythmus und senkt das Cholesterin. Zudem hat es einen positiven, weil entspannenden Effekt auf das Nervensystem und hilft gegen Heißhunger-Attacken.

Dosierung: ab 18 Uhr 10 Tabletten auf ein Glas heißes Wasser. Drei Wochen lang zusätzlich zum Basis-Paket einnehmen.

Nr. 15 Kalium jodatum D3: Dieses Schüßler-Salz wird bei Schilddrüsenunterfunktion empfohlen. Allerdings sollten Sie es nicht länger als sechs Wochen einnehmen und bei jeglicher Form von Schilddrüsenerkrankungen vorher unbedingt den Rat eines Arztes oder Heilpraktikers einholen!

Dosierung: 3-mal täglich 2 Tabletten

Nr. 11 Silicea D6: Dieses Schüßler-Salz unterstützt das Lösen von Säuren und Schlacken aus dem Bindegewebe.

Dosierung: abends 2 Tabletten.

Nr. 8 Natrium chloratum D6: Dieses Schüßler-Salz gleicht einen gestörten Flüssigkeitshaushalt aus und ist angezeigt bei Menschen mit einem schwachen Magen. Zusätzlich unterstützt es die Nebennierenrinde, in der unter anderem wichtige Hormone zur Regulierung des Wasserhaushaltes hergestellt werden.

Dosierung: 3-mal täglich 3 Tabletten.

Basis-Paket 2 –
Die Verbrennung ankurbeln

Dieses Paket unterscheidet sich vom Paket 1 dadurch, dass das Salz zum Ankurbeln der Verbrennung, Kalium sulfuricum, ausgetauscht wird durch Ferrum phosphoricum D3. Müdigkeit, Schwindel, ein niedriger Blutdruck und häufiges Frieren können Hinweise auf den Bedarf an Ferrum phosphoricum sein. Mehr Informationen zu diesem Schüßler-Salz finden Sie auf Seite 37 im Kapitel „Werden Sie zum guten Verbrenner" und auf Seite 94.

Einnahmeempfehlung Basis-Paket 2

- Nr. 3 Ferrum phosphoricum D3
  3-mal täglich 3 Tabletten nach dem Essen

  und

- Nr. 9 Natrium phosphoricum D6
  abends 5 Tabletten

  und

- Nr. 10 Natrium sulfuricum D6
  morgens und am frühen Nachmittag jeweils 4 Tabletten

  Kurdauer: 6 bis 8 Wochen

Schüßler-Salze, die sich gut mit dem Basis-Paket 2 kombinieren lassen

Nr. 17 Manganum sulfuricum D6: Dieses Schüßler-Salz unterstützt Ferrum phosphoricum sehr gut in seiner Wirkung. Es ist hilfreich für blasse, erschöpfte Menschen mit einer trockenen, rauen und rissigen Haut, die eventuell auch unter häufigen Mundwinkelrhagaden leiden.
Dosierung: 3-mal täglich 2 Tabletten nach dem Essen.

Nr. 7 Magnesium phosphoricum: Dieses Schüßler-Salze normalisiert den Stoffwechsel-Rhythmus und senkt den Cholesterin-Spiegel. Außerdem hat es einen positiven, weil entspannenden Effekt auf das Nervensystem und hilft gegen Heißhunger-Attacken.

Dosierung: nach 18 Uhr 10 Tabletten auf ein Glas heißes Wasser. Drei Wochen zusätzlich zum Basis-Paket 2 einnehmen.

Nr. 11 Silicea D6: Dieses Schüßler-Salz unterstützt das Lösen von Säuren und Schlacken aus dem Bindegewebe.

Dosierung: abends 2 Tabletten.

Nr. 8 Natrium chloratum D6: Dieses Schüßler-Salz gleicht einen gestörten Flüssigkeitshaushalt aus und ist angezeigt bei Menschen mit einem schwachen Magen. Zusätzlich unterstützt es die Nebennierenrinde, in der unter anderem wichtige Hormone zur Regulierung des Wasserhaushaltes hergestellt werden.

Dosierung: 3-mal täglich 3 Tabletten.

Zweistufige Abnehm-Kur zum Entsäuern und Entschlacken

Diese Kur verläuft in zwei Phasen: Zunächst wird der Körper über vier bis sechs Wochen entsäuert und entschlackt und dann die Verbrennung angekurbelt. Entscheiden Sie sich für diese Kur, wenn Basis-Paket 1 oder 2 nicht den gewünschten Erfolg gebracht hat oder auch wenn Sie nicht entscheiden können, ob Basis-Paket 1 oder 2 für Sie die richtige Wahl ist.

Einnahmeempfehlung zweistufige Abnehm-Kur

1. Phase für 4 bis 6 Wochen, um zu entschlacken und den Magen zu stärken:

- Nr. 8 Natrium chloratum D6
  3-mal täglich 3 Tabletten

  und

- Nr. 9 Natrium phosphoricum D6
  abends 5 Tabletten

  und

- Nr. 10 Natrium sulfuricum D6
  morgens und am frühen Nachmittag jeweils 4 Tabletten

  und

- Nr. 7 Magnesium phosphoricum D6
  nach 18 Uhr 10 Tabletten auf ein Glas heißes Wasser

  und

- St1 Cochlearia cp JSO (Spagyrisches Heilmittel, in Apotheken erhältlich)
  3-mal täglich 10 Globuli auf der Zunge zergehen lassen

2. Phase für 4 bis 6 Wochen, um den Stoffwechsel anzukurbeln und den Spannungszustand im Körpergewebe zu stärken:

- Nr. 6 Kalium sulfuricum D6
  3-mal taglich 4 Tabletten nach dem Essen

  und

- Nr. 3 Ferrum phosphoricum D3
  3-mal täglich 3 Tabletten nach dem Essen

  und

- Nr. 23 Natrium bicarbonicum D3
  3-mal täglich 5 Tabletten

Schüßler-Kur bei Übergewicht mit metabolischem Syndrom

Bei manchen Menschen treten zusätzlich zu ihrem Übergewicht, die Fettpolster befinden sich typischerweise vor allem in der Bauchregion, auch Störungen im Fettstoffwechsel (Triglyzeride erhöht, gutes Cholesterin erniedrigt), Bluthochdruck und Störungen im Insulinhaushalt auf. Bei diesen gemeinsam auftretenden Symptomen sprechen Mediziner vom sogenannten metabolischen Syndrom. Dahinter steckt ein komplexes Geschehen, bei dem auch eine erhöhte Durchlässigkeit der Darmschleimhaut eine Rolle spielt. Die Zucker- und Fettstoffwechselstörung begünstigen die Fettansammlung am Bauch. Und das Bauchfett wiederum produziert Substanzen, die die Stoffwechselstörungen begünstigen – ein Teufelskreis. Betroffene haben ein besonders hohes Risiko für Erkrankungen der Blutgefäße und des Herzens. Entsprechend treten Herzinfarkte, Schlaganfälle und Gefäßverschlusskrankheiten häufiger auf.

Einnahmeempfehlung Schüßler-Kur bei Übergewicht mit metabolischem Syndrom

Phase 1 für ca. 6 Wochen, um die Darmschleimhaut zu stärken

- Nr. 11 Silicea D3
  3-mal täglich 1 Tablette

  und

- Nr. 21 Zincum chloratum D6
  3-mal täglich 2 Tabletten

  und

- Nr. 2 Calcium phosphoricum D6
  morgens beim Erwachen 5 Tabletten und mittags 3 Tabletten

Phase 2 für ca. 6 Wochen: Basis-Paket 1 oder 2:

Kur zweimal im Jahr wiederholen

Hinweis:

Achten Sie auf die Potenzierung des Schüßler-Salzes Nr. 11 Silicea. Für diese Kur ist die Potenz **D3** notwendig. In anderen Fällen wird Silicea meist in den Potenzen D12 oder D6 verwendet.

Schüßler-Kur fürs Frühjahr

Diese Kur ist nicht speziell zum Abnehmen konzipiert. Sie eignet sich vielmehr dafür, überschüssige Wasseransammlungen im Körper auszuleiten. Außerdem wirkt sie Frühjahrsmüdigkeit entgegen und hilft, eventuell angelegten Winterspeck wieder loszuwerden. Zu viel Wasser im Körper löscht das Stoffwechselfeuer, und dieses Problem stellt sich gerne nach den kalten und feuchten Wintermonaten ein. Diese Kur kann separat angewendet werden oder ein weiteres Paket, zum Beispiel das Basis-Paket 1, an sie anschließen.

Einnahmeempfehlung Schüßler-Kur fürs Frühjahr

- Nr. 4 Kalium chloratum D6
  3-mal täglich 4 Tabletten

  und

- Nr. 3 Ferrum phosphoricum D6
  morgens und mittags jeweils 3 Tabletten

  und

- Nr. 11 Silicea D6
  vor dem Schlafen 3 Tabletten

  Kurdauer: 6 Wochen

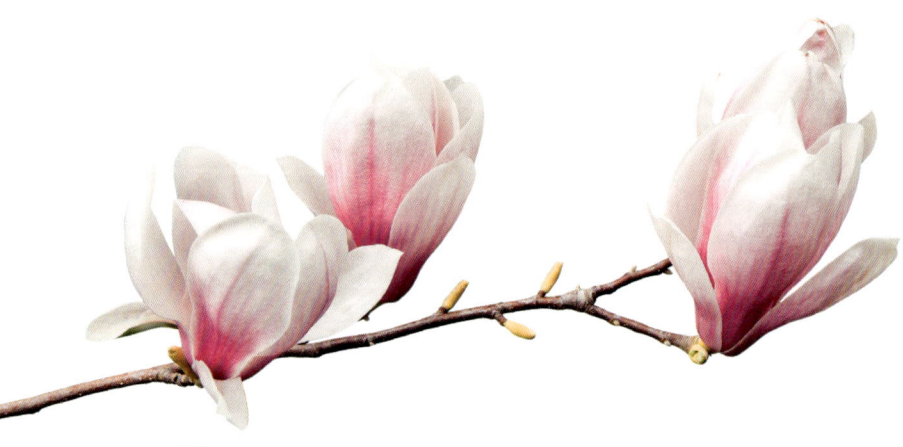

Schüßler-Kur für den Herbst

Auch diese Kur ist nicht speziell zum Abnehmen vorgesehen. Sie beugt vielmehr einer Gewichtszunahme vor. Im Herbst neigt der Körper besonders zur Ablagerung von Stoffwechselschlacken. Und eine Verschlackung und Übersäuerung blockiert den Stoffwechsel, was wiederum zu einer Gewichtszunahme führen kann.

Einnahmeempfehlung Schüßler-Kur für den Herbst

- Nr. 8 Natrium chloratum D6
  3-mal täglich 5 Tabletten

  und

- Nr. 6 Kalium sulfuricum D6
  vor dem Schlafengehen 3 Tabletten

  und

- Nr. 19 Cuprum arsenicosum D6
  vor dem Schlafengehen 3 Tabletten
  (kann zusammen mit Nr. 6 eingenommen werden)

  Kurdauer: 4 Wochen

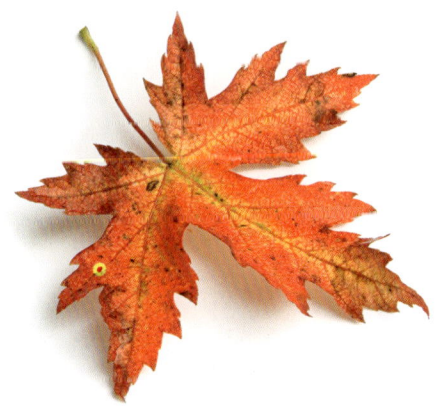

Die Schüßler-Salze im Porträt
Vorstellung der 12 Hauptmittel

Schüßler-Salz Nr. 1
Calcium fluoratum (Calciumfluorid, Flussspat)

Auf einen Blick:
Calcium fluoratum

- wirkt straffend auf das Gewebe, deshalb nützlich nach starker Gewichtsabnahme
- hält das Bindegewebe elastisch
- verleiht dem Knochen Festigkeit
- erfrischt die Nerven von Menschen, die geistig stark gefordert sind

Calcium fluoratum ist das wichtigste Salz des Binde- und Stützgewebes, macht es dehnfähig und hält es gleichzeitig elastisch, damit es nach der Dehnung wieder in seine ursprüngliche Form zurückfinden kann. Es gibt erschlafftem Gewebe Kraft und Festigkeit zurück. Calcium fluoratum kommt in allen elastischen Geweben vor.

Auch im Zahnschmelz, in den Knochen, Haaren und Zellen der obersten Hautschicht sowie in Sehnen und Bändern wird dieses Mineralsalz gebraucht.

Auf das Abnehmen hat Calcium fluoratum direkt keinen Einfluss. Nach einer starken Gewichtsabnahme kann es aber durch seine straffende Wirkung auf das Gewebe durchaus einen kosmetischen Nutzen haben.

Calcium fluoratum ist wichtig für den Knochenaufbau und eine gesunde Haut. Dem Haar verleiht es Kraft und Festigkeit, indem es dessen Ernährungssituation verbessert.

Außerdem fördert Calcium fluoratum die Jodaufnahme der Schilddrüse.

Elastische Fasern befinden sich auch in den Wänden von Blutgefäßen. Eine Erschlaffung dieser Fasern äußert sich im Bereich der Venen in Besenreisern bis hin zu schweren Krampfaderleiden. Im arteriellen System kann es zu Wandaussackungen (Aneurysmen) führen.

Aufgrund des Mangels an diesem Mineralsalz kommt es zunächst zu Vergrößerungen und später zu Verhärtungen in Drüsen und Lymphknoten. Gewebe, innere Organe oder auch die Knochen weisen nicht mehr die nötige Festigkeit oder Dehnbarkeit auf.

Körperliche Hinweise auf das Schüßler-Salz Nr. 1 sind die typischen Zeichen mangelnder Elastizität im Gewebe:

Am deutlichsten sind die körperlichen Hinweise an der Haut zu erkennen, die grau und unelastisch ist, vor allem an Händen und Füßen zeigt sich dies häufig durch Risse in der Haut. Die Gesichtshaut erscheint wie Pergamentpapier, und Falten ergeben ein würfelförmiges Muster. Auch die Fingernägel sind eher grau. Menschen, die unter einem Mangel an Calcium fluoratum leiden, neigen zu einer übermäßigen Hornhautbildung oder Überbeinen. Ihre Zunge weist einen rissigen, borkigen Belag auf. Sie neigen dazu, bei der geringsten Anstrengung zu schwitzen, besonders an Hals und Kopf.

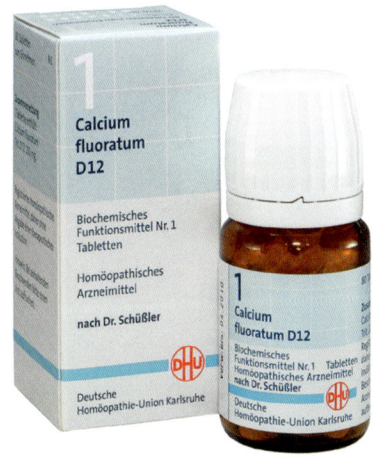

Typisch für dieses Mineralsalz ist eine Empfindlichkeit gegen Kälte, Zugluft, kaltes Wasser und Durchnässung sowie ein Verlangen nach salzigen und gewürzten Speisen.

Diese mangelnde Flexibilität äußert sich auch auf der mentalen Ebene durch eine gewisse geistige Starrheit und Interesselosigkeit. Calcium fluoratum ist bei alten Menschen häufig angezeigt.

Schüßler-Salz Nr. 2
Calcium phosphoricum
(Calciumphosphat, phosphorsaurer Kalk)

Auf einen Blick:
Calcium phosphoricum

- wichtiges Mittel bei Allergien und Katarrhen
- unterstützt die Heilung bei Blutarmut
- hilfreich bei der Regeneration nach akuten Krankheiten
- wichtiges Aufbau- und Kräftigungsmittel
- fördert die Gewichtszunahme

Calcium phosphoricum ist ein wichtiges Mineralsalz für Wachstum und Kräftigung, da es die Blutbildung sowie den Aufbau körpereigener Eiweiße fördert und damit vor allem in Genesungsphasen nach einer Operation oder großen Blutverlusten unterstützend wirkt. Es wird auch häufig als Lebenssalz bezeichnet.

Dieses Salz kommt besonders in den Knochen, aber auch in Muskel-, Gefäß-, Nerven-, Gehirn- und Leberzellen vor. Es stabilisiert die Schleimhäute der Verdauungsorgane, bringt die Lymphe wieder in Fluss, stärkt die innere Stabilität von Knochen und Zähnen und entspannt Muskeln und Nerven.

Die große Bedeutung dieses Salzes liegt darin, dass es die Durchlässigkeit der Membran einer jeden Körperzelle für jede Art von Stoffen regelt. Dadurch kann es übersteigerte Stoffwechselprozesse dämpfen und die Nährstoffversorgung des gesamten Organismus verbessern. Durch das Abdichten von Membranen erklärt sich auch die Wirkung auf Allergien und Katarrhe.

Calcium phosphoricum wird im Körper vor allem zur Bildung der roten und weißen Blutkörperchen benötigt. Dieses Salz wird benötigt für die Umwandlung von Nahrungseiweiß in körpereigenes Eiweiß, was vor allem für die Immunabwehr der weißen Blutkörperchen von ganz entscheidender Wichtigkeit ist.

Darüber hinaus wirkt es auf Entzündungen sowie Reizungen von Gelenkkapseln, Schleimbeuteln und Sehnenscheiden mit und ohne Erguss.

Ein Defizit dieses Mineralsalzes führt zu Mangelernährungen, zu unvollkommenem Zellwachstum, besonders des Knochen- und Drüsenapparats.

Körperliche Hinweise auf das Schüßler-Salz Nr. 2 sind die typischen Zeichen einer Blutarmut:

Ein blutarmer Mensch hat typischerweise eine sehr blasse, wächsern erscheinende Gesichtsfarbe, die besonders in der oberen Gesichtshälfte und an den Ohren auffällt. Sein Körperbau ist eher dünn und hager. Die Zunge fühlt sich häufig pelzig an und hat einen durchscheinenden weißlichen Belag. Kinder, die dieses Salz brauchen, sind abgemagert, haben einen eingefallenen, schlaffen Bauch und lernen in der Regel erst spät laufen.

Calcium-phosphoricum-Personen sind rasch erschöpft, sowohl geistig als auch körperlich. Allerdings erholen sie sich auch wieder in der Regel sehr schnell. Sie leiden unter Einschlaf- und Durchschlafstörungen, Schwindel- und Schwächegefühlen.

Typisch ist eine Verschlimmerung der Beschwerden nachts und in Ruhe, durch Kälte oder bei Wetterwechsel.

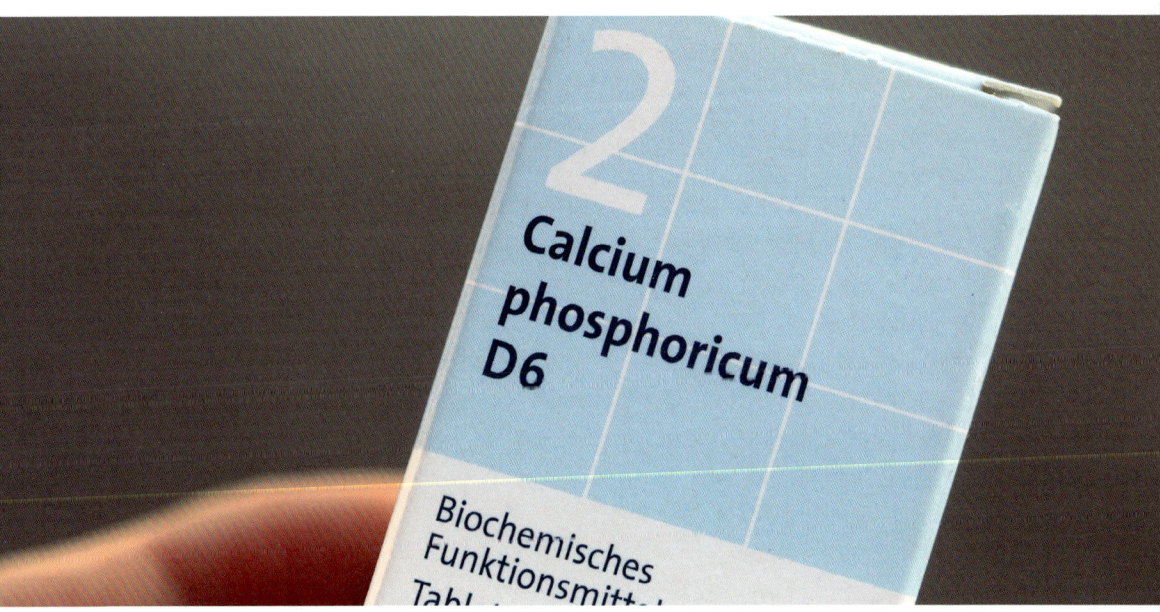

Schüßler-Salz Nr. 3
Ferrum phosphoricum (Eisenphosphat)

> **Auf einen Blick:**
> **Ferrum phosphoricum**
>
> - Eisen ist Bestandteil des Farbstoffs der roten Blutkörperchen, des Hämoglobins
> - regt die Blutbildung an
> - Eisen bindet Sauerstoff und bringt es damit über das Blut in jede Körperzelle
> - wichtiges Mittel für die erste Phase einer Entzündung, die immer mit einer vermehrten Durchblutung einhergeht
> - wichtiges Notfall-, Fieber-, Schmerz- und Wundmittel

Ferrum phosphoricum kommt vor allem im Anfangsstadium akuter Entzündungen zum Einsatz. Es reguliert den in dieser Phase vermehrten Blutzustrom.

Eisen ist der zentrale Baustoff des Blutfarbstoffes Hämoglobin der roten Blutkörperchen und bindet dort das eingeatmete Sauerstoffatom an sich, um es den Körperzellen für ihren Stoffwechsel zur Verfügung zu stellen. Ferrum phosphoricum unterstützt durch seine positive Wirkung auf die Blutbildung die Sauerstoffversorgung jeder Körperzelle. Gleichzeitig tonisiert das Mineralsalz die Muskelfasern, auch der Blutgefäße. Insgesamt wird so der Verbrennungsstoffwechsel kräftig angeregt, was beim Abnehmen sehr hilfreich ist.

Nicht nur, aber besonders in Zeiten, in denen die Abwehrzellen auf Hochtouren laufen, im Falle einer akuten Entzündung oder einer Verletzung, ist dieses Salz ein guter Helfer für das Immun- und Wundheilungssystems.

Ferrum phosphoricum stärkt vor allem das Herz und das Blutsystem, verbessert aber auch die Sauerstoffversorgung der Muskeln. Diesen Effekt kann man sich vor allem vor oder nach starker körperlicher Anstrengung zunutze machen: Ferrum phosphoricum als Schüßler-Salz eingenommen steigert die Leistungsfähigkeit und beugt einem Muskelkater vor.

Ferrum phosphoricum wirkt auf die Muskulatur und die Zotten des Dünndarms und hilft Verstopfungen oder Durchfälle zu verhindern.

Körperliche Hinweise auf das Schüßler-Salz Nr. 3 sind die typischen Zeichen eines Eisen- und dadurch bedingten Sauerstoffmangels:

Eingefallene Augenhöhlen, dunkelblaue bis schwärzliche, schattenartige Verfärbungen an den inneren Augenwinkeln oder den Nasenwinkeln, ein erschöpfter Allgemeinzustand, große Müdigkeit – diese Merkmale treten nur bei länger bestehendem Ferrum-phosphoricum-Mangel auf.

Typisch für Menschen mit Eisenmangel ist es außerdem, dass sie zu plötzlichen und heftigen lokalen Blutfüllen (Kongestionen) etwa im Kopf neigen, besonders nach körperlicher Anstrengung.

Die Zunge ist vor allem an den seitlichen Rändern rötlich verfärbt.

Der allgemeine Mangel an Lebenswärme führt dazu, dass sich diese Menschen leicht erkälten.

Zumindest bei den akuten Beschwerden zeigt sich eine Verschlechterung durch Bewegung und Wärme, eine Besserung bei oder durch Kälte sowie starker Durst auf Wasser.

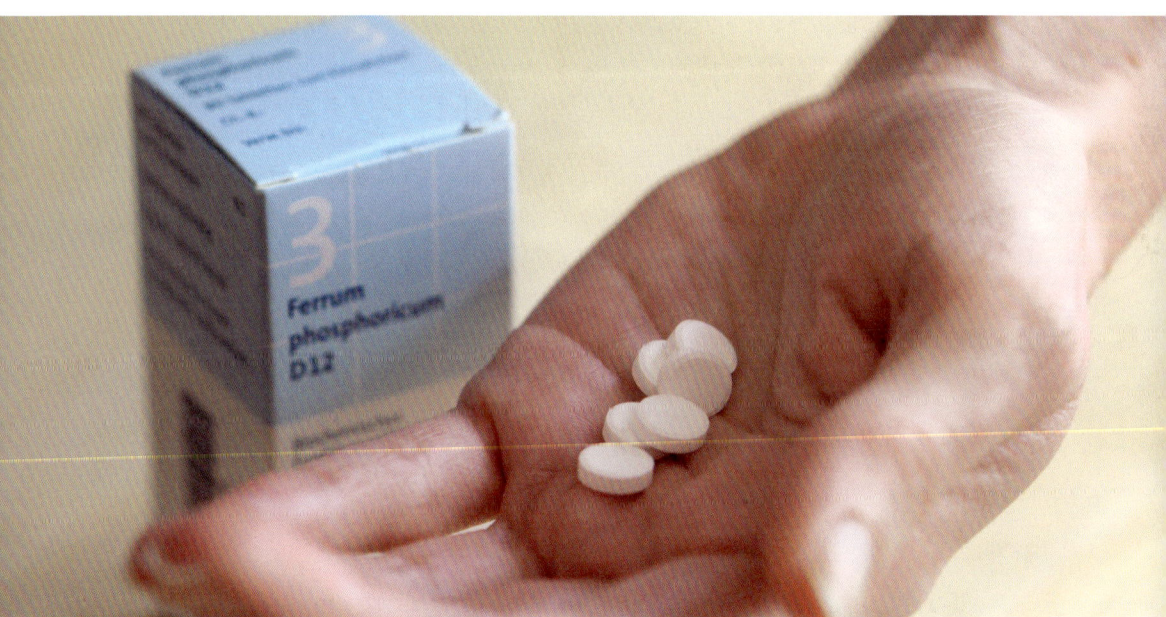

Schüßler-Salz Nr. 4
Kalium chloratum (Kaliumchlorid)

Auf einen Blick: Kalium chloratum

- verbessert die Fließfähigkeit sämtlicher Körperflüssigkeiten, besonders von Blut, Lymphe, Galle und Speichel
- bestes Mittel für das zweite Stadium einer Entzündung, wenn es zu Absonderungen kommt
- wirkt auf die Schleimhäute
- reguliert die Funktion der Körperdrüsen

Im Blut sorgt Kalium chloratum für eine bessere Fließfähigkeit und reinigt es von belastenden Stoffen. Deshalb ist die Nr. 4 auch ein wichtiges Mittel bei Venenstauungen und den daraus folgenden Beschwerden wie Schwere und Schwellung der Beine. Auch bei Stockungen und Stauungen in den Lymphgefäßen ist dieses Salz wertvoll. Häufig sind Schwellungen von Lymphknoten damit verbunden. Nebenwirkungen von Impfungen und Medikamenten beruhen zum Teil auf einer Verringerung der Fließfähigkeit der Lymphe. Deshalb wird Kalium chloratum auch gezielt eingesetzt, um Impf-, Medikamenten- oder Narkosefolgen zu beheben.

Gleichzeitig ist Kalium chloratum ein wichtiges Salz zur Regulierung des Eiweißstoffwechsels und der Kohlenhydratverwertung.

In der klassischen Therapie nach Schüßler ist es das wichtigste Mittel für das zweite Stadium einer Entzündung, das typischerweise mit einer vermehrten Sekretabsonderung einhergeht. In dieser Phase hat es sich aufgrund seiner regulierenden Wirkung auf die Funktion der Schleimhäute bewährt.

Ein weiteres bewährtes Einsatzgebiet sind Gallenbeschwerden. Aufgrund der zähfließenden Galle kommt es zu Stauungen in den Gallenwegen und mit der Zeit zur Steinbildung. Verstärkt wird die Problematik durch Ärger!

Körperliche Hinweise auf das Schüßler-Salz Nr. 4 sind die typischen Zeichen von Stauungen im Lymphsystem oder eines Zuviels an entzündlichen oder giftigen Stoffen im Körper:

Menschen, die einen chronischen Mangel an Kalium chloratum aufweisen, haben typischerweise ein teigig-gedunsenes Aussehen mit einer milchig-bleichen, durchsichtig aussehenden Gesichtshaut. Die unteren Augenlider sind bläulich-weiß verfärbt. Auch Arme und Füße erscheinen bleich, Finger- und Fußnägel sind weich. Der Zungenbelag ist weiß und schleimig, an der Zungenwurzel ist auch eine weiß-graue Verfärbung zu erkennen.

Auch das Blut weist bei einem Mangel an diesem Mineralsalz eine charakteristische Veränderung auf: Es ist dick, zähflüssig, dunkel, erscheint beinahe schwarz.

Dieses Schüßler-Salz wird besonders in der zweiten Phase einer Entzündung eingesetzt, in der es zu Absonderungen der Schleimhäute kommt, die typischerweise in Form von weißgrauen Belägen oder zähem, fadenziehendem Schleim auftreten.

Typisch für dieses Salz ist eine Verschlimmerung der Beschwerden durch fette und gewürzte Speisen, kalte Getränke, Hitze oder Sonnenbestrahlung.

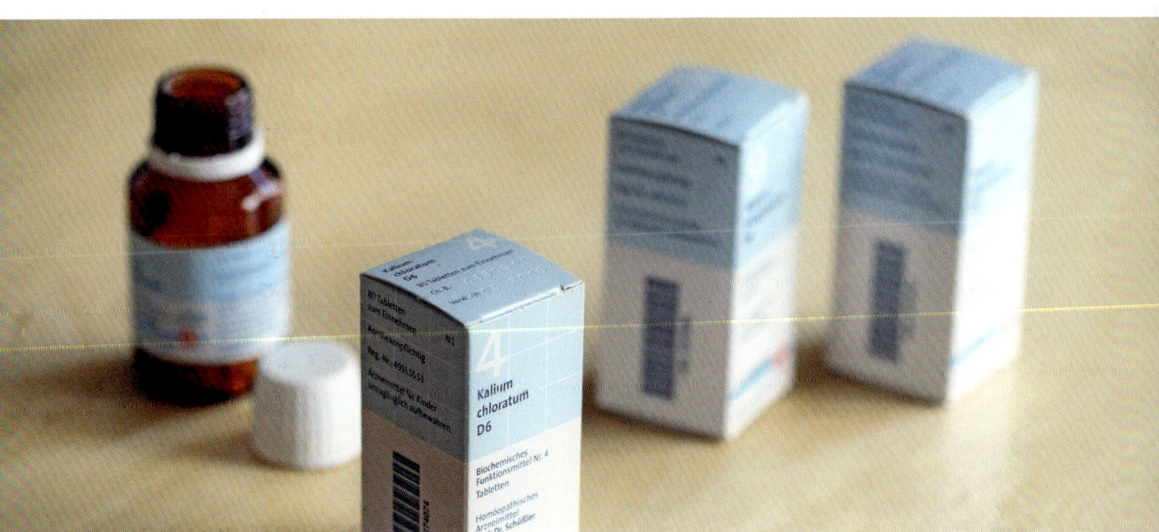

Schüßler-Salz Nr. 5
Kalium phosphoricum
(Kaliumphosphat, phosphorsaures Kalium)

Auf einen Blick:
Kalium phosphoricum

- stärkt das Nervensystem
- schützt vor den Folgen von Stress
- wichtiges Herzmittel

Kalium phosphoricum ist ein wichtiges Salz für den Kräftehaushalt und wird auch als das Salz der Nerven bezeichnet. Daher ist es ein hilfreiches Mittel bei allen Erschöpfungszuständen. Es kommt im Körper folglich vor allem in Nerven-, Gehirn- und Muskelzellen sowie im Blut vor. Kalium ist aber auch ein sehr wichtiges Mineral im Inneren einer jeden Körperzelle, das ganz entscheidende Aufgaben im Stoffwechsel besitzt.

Das Mineralsalz reguliert den Zellerhalt von Blut, Gehirn, Nerven und Muskeln und verhindert den Zerfall der Zellen. Durch seine wichtige Aufgabe bei der Tätigkeit der Gehirnzellen kann sich ein Mangel an diesem Mineralsalz durch Gedächtnisschwäche oder Ängstlichkeit bis hin zu depressiven Verstimmungen bemerkbar machen.

Eingesetzt wird es häufig bei großer nervlicher oder körperlicher Belastung. Kalium phosphoricum stabilisiert die Psyche und schützt vor den Folgen von Stress – es macht Nerven wie Drahtseile.

Kalium phosphoricum ist ein wichtiges Herzmittel. Es verbessert die Erholungsphase des Herzmuskels und kommt bei nervösen Herzbeschwerden, insbesondere bei Rhythmusstörungen, zum Einsatz.

Kalium phosphoricum ist immer dann hilfreich, wenn Zellen drohen unterzugehen. Dies ist zum Beispiel bei infizierten Wunden und bei Fieber über 39 Grad der Fall. Das Schüßler-Salz Nr. 5 sorgt dafür, dass es nicht zu einem übermäßigen Zell- und Gewebszerfall kommt, der wiederum zusätzliche Giftstoffe freisetzt, und der Organismus dadurch unnötig belastet wird.

Körperliche Hinweise auf das Schüßler-Salz Nr. 5 sind die typischen Zeichen einer nervlichen Erschöpfung:

Typischerweise kann man Menschen, die Kalium phosphoricum benötigen, als übersensibel, nervös und zart beschreiben. Auch für anämische Kranke kann es das passende Mineralsalz sein, wenn bei ihnen die nervöse Erschöpfung auffallend ist. Ausdrücken kann sich diese in einem Gefühl des Ausgebranntseins, in einer depressiven Verstimmung, in starker Nervosität, Melancholie oder auch Antriebslosigkeit und einer Abneigung, andere Menschen zu treffen oder mit ihnen zu sprechen.

Das Gesicht dieser Menschen sieht asch- oder schmutzig-grau aus; um die Augen liegen graue Schatten, Mund und Kinn sind farblos. Der Zungenbelag dagegen erscheint eindeutig gelblich, wie mit Senf bestrichen.

Typisch ist eine Verschlechterung der Beschwerden durch geringfügige Aufregung oder Sorgen.

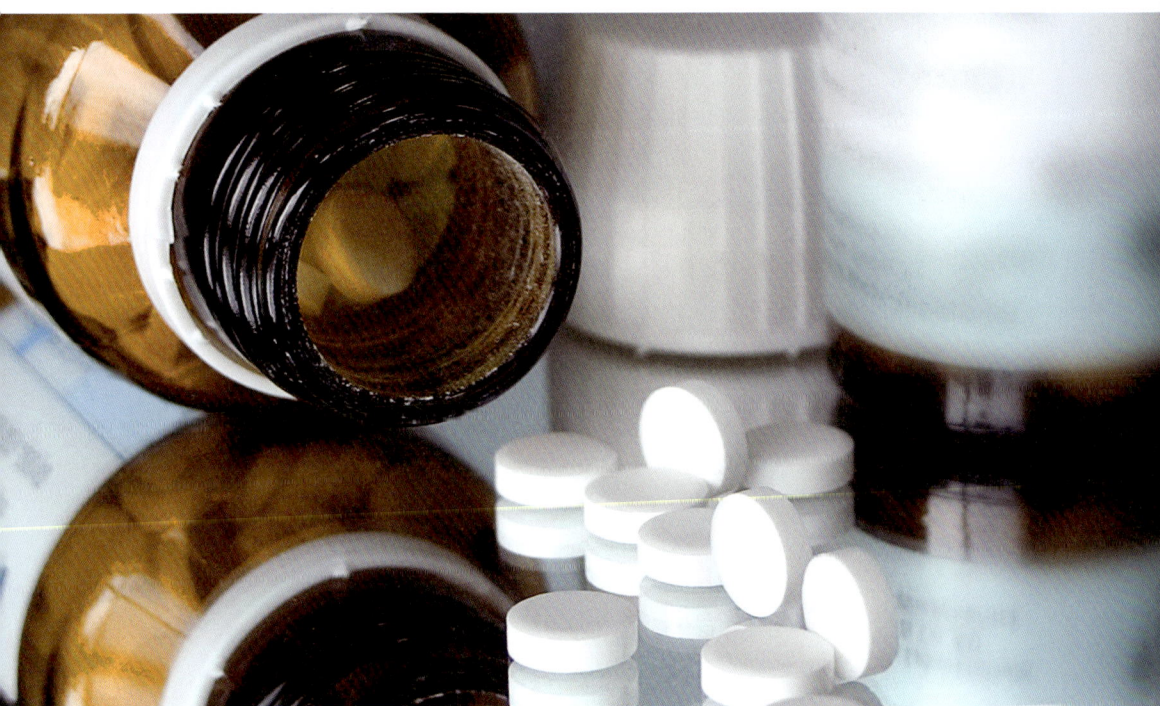

Schüßler-Salz Nr. 6
Kalium sulfuricum (Kaliumsulfat, schwefelsaures Kalium)

Auf einen Blick:
Kalium sulfuricum

- verbessert die Sauerstoffverwertung im Gewebe
- steigert Stoffwechselvorgänge in der Körperzelle
- regt den Leberstoffwechsel an
- steigert den Energieumsatz
- wirkt reinigend auf den gesamten Stoffwechsel

Kalium sulfuricum wird auch als „Besen der Biochemie" und als „Mineralsalz der Entgiftung" bezeichnet, weil es durch seinen Schwefelanteil reinigend auf den kompletten Organismus wirkt, indem es die Ausscheidungs- und Entgiftungsvorgänge der Körperzellen fördert. Darum wird es auch als klassisches Abschlussmittel zur Regeneration nach akuten Erkrankungen eingesetzt; ganz besonders nach Katarrhen der Schleimhäute mit gelblich-schleimigem Sekret, so etwa Entzündungen der Nasenschleimhäute, Luftröhre, aber auch des Mittelohrs, äußeren Gehörgangs oder der Augen.

Kalium sulfuricum fördert die Ausscheidung von Giftstoffen und ist daher auch eines der wichtigsten Mittel für die Leber, das Entgiftungsorgan schlechthin. Dieses Mineralsalz verbessert speziell den Stoffwechsel der Leberzellen.

Das Salz findet sich in der Haut und in den Schleimhäuten, reguliert den Säure-Basen-Haushalt und lindert alle Hauterkrankungen mit Abschuppungen. Kalium sulfuricum unterstützt die Bildung neuer Haut- und Schleimhautzellen.

Es fördert in Wechselwirkung mit Eisen die Aufnahme des eingeatmeten Sauerstoffs aus dem Blut in jede einzelne Körperzelle und aktiviert damit deren Stoffwechsel. Bei einem Mangel an Kalium sulfuricum wird der Sauerstoff nicht optimal verwertet. Eine Aktivierung des Verbrennungsstoffwechsels bedeutet ein Plus an Energie, an Wärmeproduktion und Kalorienverbrauch. Alles, was verbrannt wird, lagert sich nicht als Fettpolster an.

Körperliche Hinweise auf das Schüßler-Salz Nr. 6 sind die typischen Kennzeichen eines Sauerstoffmangels:

Frostigkeit, Mattigkeit, Schweregefühle, schlechte Merkfähigkeit, langsames Denken und Sprechen – das sind charakteristische Zeichen, die Menschen mit einem Mangel an diesem Mineralsalz zeigen. Typisch ist außerdem, dass die betreffenden Personen eine Besserung ihrer Symptome an der frischen, kühlen Luft und eine Verschlechterung in geschlossenen, warmen Räumen wahrnehmen. Auch matte, braun-gelbliche flächenhafte Verfärbungen im Gesicht, an Händen und Armen sind bei Menschen, die dieses Mineralsalz brauchen, typisch.

Die Zunge weist einen gelb-schleimigen Belag auf.

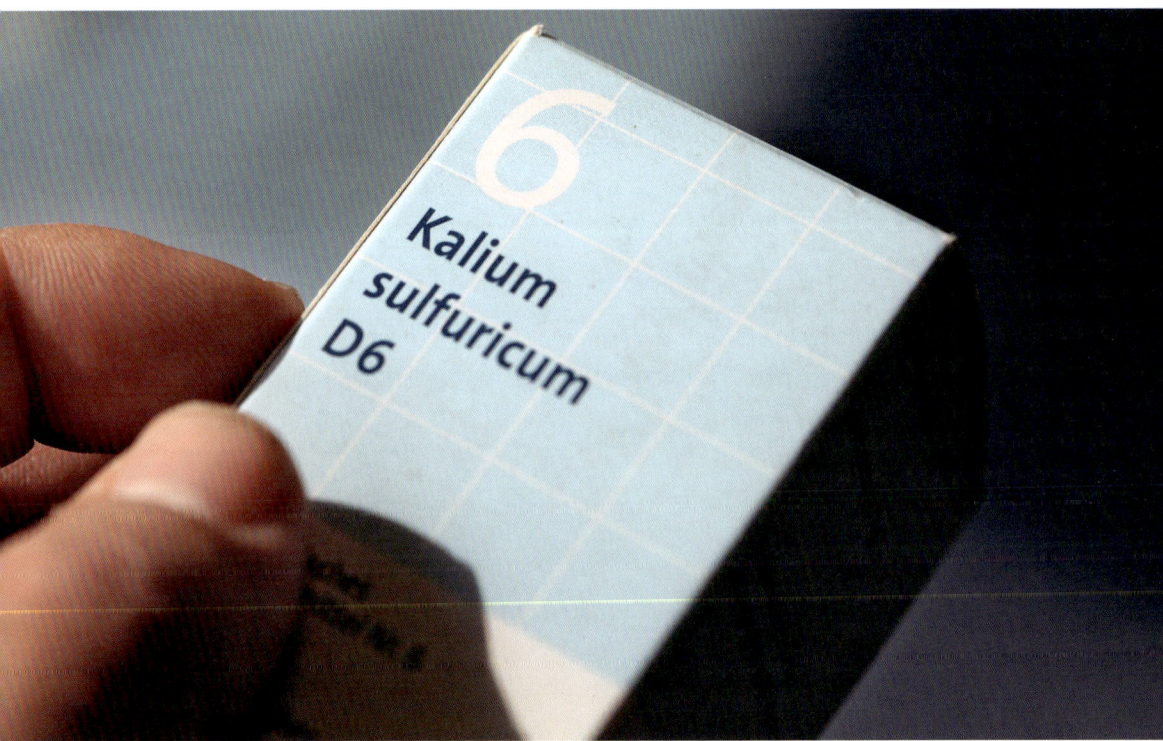

Schüßler-Salz Nr. 7
Magnesium phosphoricum
(Magnesiumphosphat, phosphorsaures Magnesium)

Auf einen Blick:
Magnesium phosphoricum

- wichtiges Nervenmittel mit regenerierender und entspannender Wirkung
- großes Schmerzmittel
- wirkt stark entkrampfend

Magnesium phosphoricum hat besonders positive Eigenschaften in Bezug auf Muskeln und Nerven und ist ein wichtiges Krampf- und Schmerzmittel. Es wird daher auch als „das Salz der Nerven und Muskeln" bezeichnet und ist an der Steuerung vieler körperlicher und psychischer Vorgänge beteiligt. So senkt es etwa den Cholesterinspiegel, fördert die Galleabsonderung und setzt insgesamt im ganzen Körper (Ver-)Spannungen herab.

Magnesium phosphoricum ist ein wichtiges Salz, um die Funktion der Organe zu rhythmisieren, indem es die Empfindlichkeit der Gewebe sowie die Erregungsübertragung von Nerv zu Muskel reguliert. Bei einem Mangel an diesem Mineralsalz kann es daher zu Krämpfen kommen. Davon können innere Organe wie die Gallenwege, Magen oder Darm betroffen sein, aber auch Skelettmuskulatur, häufig die Wadenmuskulatur.

Magnesium phosphoricum ist eines der wichtigsten Schmerzmittel der Schüßler-Salze. Diese Schmerzen haben typischerweise blitzartig einschießenden oder bohrenden, häufig dem Nervenverlauf folgenden Charakter.

Magnesium phosphoricum ist überwiegend in den Blutkörperchen, in Muskeln, im Gehirn, in Rückenmark, Nerven, Knochen und Zähnen enthalten. Es kommt aber auch in vielen anderen Organen vor.

Aufgrund seiner entspannenden Wirkung auf die Muskeln im Darmtrakt und den Gallenwegen ist dieses Mineralsalz sehr nützlich bei spastischer Verstopfung und Koliken. Zum einen wird die verkrampfte Darmmuskulatur entspannt, und der Darminhalt kann wieder weitertransportiert werden. Zum anderen entspannt der Schließmuskel, der den Gallengang gegen den Darm abschließt. Mehr Gallenflüssigkeit kann so in den Darm gelangen, was die Verdauungstätigkeit anregt.

Körperliche Hinweise auf das Schüßler-Salz Nr. 7 sind die typischen Kennzeichen einer übermäßigen Erregbarkeit von Nerven und Muskeln:

Die erhöhte Sensibilität und Erregbarkeit bei einem Mangel an diesem Mineralsalz führt schnell zu hektischen roten Flecken im Gesicht und am Hals. Außerdem erröten diese Menschen leicht.

Sie leiden hauptsächlich an krampfartigen Schmerzen, besonders häufig in Magen, Bauch und Becken und ihre Beschwerden treten auffallend gehäuft nachts auf oder nach dem Schlaf.

Typischerweise kommt es zu einer Verschlimmerung der Beschwerden durch fette Speisen, Kälte in jeder Form sowie leichte Berührung. Eine Besserung stellt sich dagegen durch Wärme und festen Druck ein.

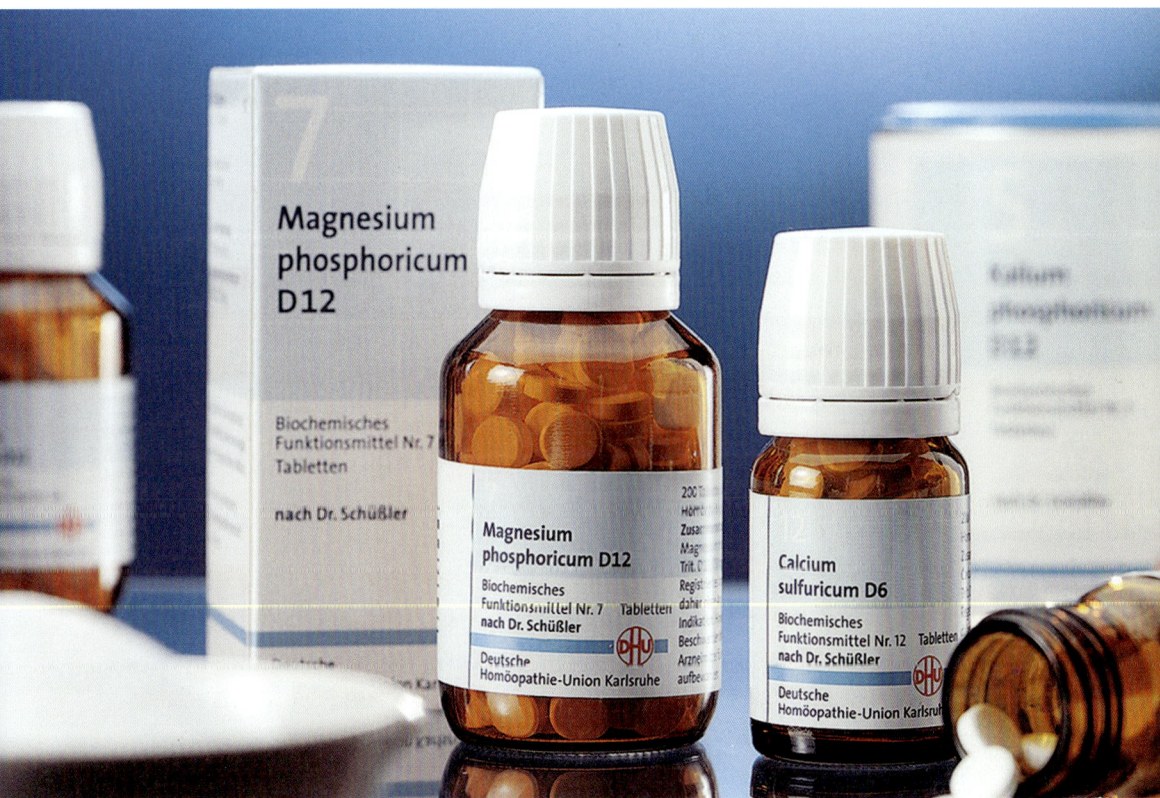

Schüßler-Salz Nr. 8
Natrium chloratum (Kochsalz)

Natrium chloratum hat einen entscheidenden Einfluss auf den Flüssigkeitshaushalt des Körpers, denn Kochsalz bindet Wasser – außer- wie innerhalb des Körpers. Und sowohl Kochsalz als auch Wasser braucht jede Körperzelle in einem sehr exakt abgestimmten Verhältnis, um existieren zu können. Die meisten Menschen nehmen zwar viel Kochsalz über die Nahrung zu sich, dies kann aber trotzdem zu einem Salz-Mangel in der Zelle führen, weil sich die erhöhte Salz-Konzentration nur in der Flüssigkeit zwischen den Zellen niederschlägt. Darum kommt es zu dem paradoxen Phänomen, dass die Zelle nach Salz verlangt, der Mensch Verlangen nach salzigen Speisen verspürt, aber damit nur weiter die Salzkonzentration in der Zwischenzellflüssigkeit erhöht. Dieser Teufelskreis kann mit einer Schüßler-Therapie durchbrochen werden.

Dieses Mineralsalz hilft dem Körper, Wasser entweder zu- oder abzuführen, je nachdem, was der Körper gerade braucht.

Überwiegend kommt Kochsalz im menschlichen Körper im Gewebe außerhalb der Zellen (extrazellulärer Raum) vor, während sein Gegenspieler Kalium im Zellinnern vorherrscht. Beide regulieren die Erregbarkeit der Zellen.

Es hat großen Einfluss auf die Nährstoffverteilung im Organismus und fördert insgesamt die Verdauungskraft des Körpers. Natrium chloratum stärkt den Magen und damit auch den Säure-Basen-Haushalt.

Außerdem besitzt Natrium chloratum blutbildende Kraft und wird vom Körper für die Bildung von Knorpelgewebe benötigt.

Körperliche Hinweise auf das Schüßler-Salz Nr. 8 sind die typischen Kennzeichen eines gestörten Flüssigkeitshaushalts:
Entweder ist zu viel oder zu wenig Feuchtigkeit vorhanden. Deshalb haben Menschen, denen es an diesem Mineralsalz fehlt, entweder eine wässrig aufgedunsene oder trockene, faltige Haut. Sie sind matt und schläfrig, besonders am Tag. Sie sind frostig, leiden an Kälte der Extremitäten und verspüren manchmal ein Kältegefühl entlang der Wirbelsäule.

Charakteristisch ist für sie das bereits beschriebene große Verlangen nach salzigen Speisen, was aber zu keiner Besserung der Beschwerden führt. Außerdem verspüren sie einen brennenden Durst vor allem auf große Mengen kalten Wassers und auf bittere Getränke.

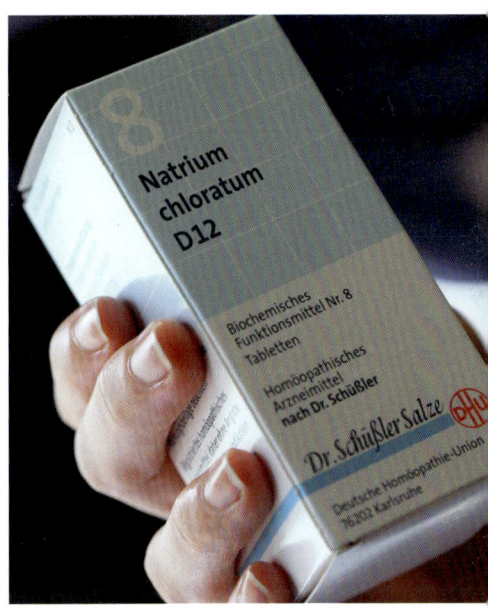

Der Appetit ist immer gut, und dennoch sind die Betroffenen nach wenigen Bissen satt.

Typischerweise verschlimmern sich die Beschwerden durch körperliche oder geistige Anstrengung.

Schüßler-Salz Nr. 9
Natrium phosphoricum
(Natriumphosphat, phosphorsaures Natrium)

Auf einen Blick:
Natrium phosphoricum

- Hauptmittel bei Säure-beschwerden
- wirkt regulierend auf den Fettstoffwechsel
- wichtiges Mittel bei erhöhter Harnsäure und Gicht

Natrium phosphoricum ist das wichtigste Mittel, wenn eine Über-säuerung des Körpers vorliegt und Beschwerden verursacht. Dieses Mineralsalz regt ganz besonders Leber, Galle und Nieren – alle wichtigen Entgiftungsorgane – an und fördert ganz besonders den Abbau von Säuren. Gleichzeitig reguliert es aber auch den Fett- und Eiweißstoffwechsel, sodass es regulierend auf den gesamten Magen-Darm-Trakt und die Verwertung der Nahrung wirkt. In der Schüßler-Thera-pie wird es vor allem bei Gicht, erhöhten Blutfetten und bei Steinbildungen in Niere oder Galle eingesetzt.

Natrium phosphoricum ist besonders in den Gehirn-, Nerven- und Muskelzellen enthalten sowie in den roten Blutkörperchen und im Binde-gewebe. Es wird benötigt, damit Milchsäure, die bei Bewegung in den Muskeln entsteht, in Kohlensäure und Wasser zerlegt werden kann. Die Kohlensäure bindet sich wiederum an Natrium phosphoricum und kann so über die Lunge abgeatmet werden. Auf diese Weise verringert dieses Mineralsalz die Menge der anfallenden Milchsäure im Stoffwechsel, schafft dadurch Platz für den weiteren Abbau von Zucker zu Milchsäure und reduziert so die Zuckermenge.

Dieser wichtige Vorgang ist umso schwerer, je übersäuerter der Or-ganismus ist, weil dann vermehrt Natrium phosphoricum verbraucht wird.

Außerdem ist Natrium phosphoricum ein wichtiges Mittel für das Lymphsystem und wird vor allem bei einer beginnenden Schwellung von Lymphdrüsen eingesetzt.

Langfristig kann der Mangel an Natrium phosphoricum dazu führen, dass sich um die Gelenke Harnsäurekristalle ablagern, weil sie nicht mehr im nötigen Maß über den Urin ausgeschieden werden können. Auch zu Nieren- oder Gallensteinen kann es in der Folge kommen.

Körperliche Hinweise auf das Schüßler-Salz Nr. 9 sind die typischen Kennzeichen einer Übersäuerung des Körpers:
Menschen, denen es an diesem Mineralsalz fehlt, fallen durch eine fettig aussehende Gesichtshaut auf und neigen zu schnell fettenden Haaren. Es sind eher magere Personen, obwohl sie ausreichenden Appetit haben. Ihr Schweiß riecht sauer. Auch saurer Mundgeschmack, saures Aufstoßen, Erbrechen oder gelblich-grüne Durchfälle sind typisch.

Auf der Zunge fällt ein dünner, feuchter Belag auf mit einem rahmartigen, goldgelben Belag auf dem hinteren Teil der Zunge und des Gaumens.

Typischerweise führt Fettgenuss zu einer Verschlimmerung der Beschwerden.

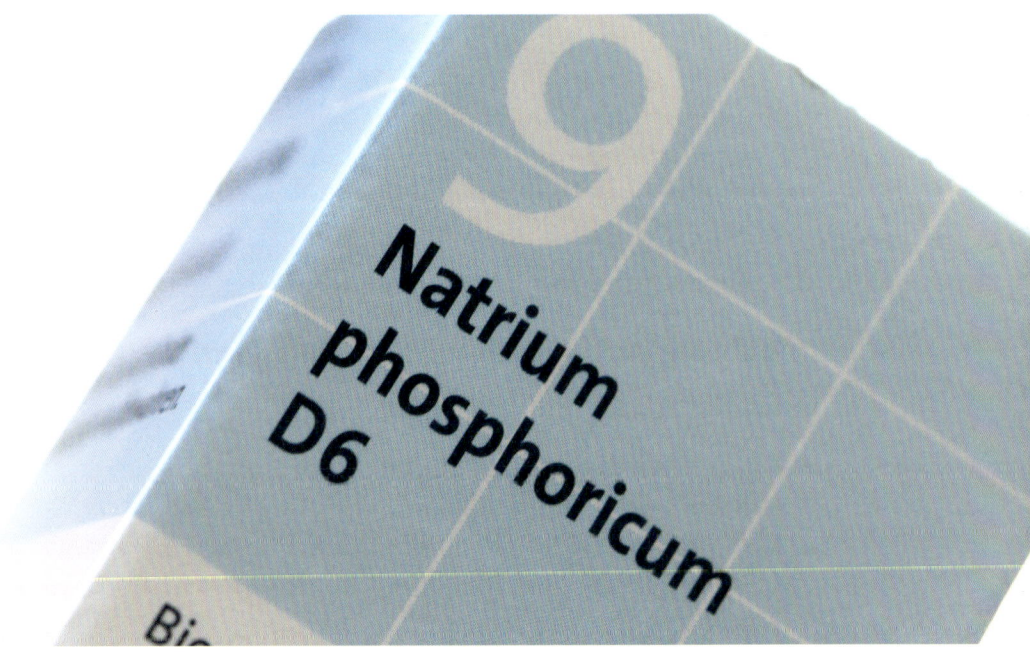

Schüßler-Salz Nr. 10
Natrium sulfuricum (Glaubersalz, schwefelsaures Natrium)

Auf einen Blick:
Natrium sulfuricum

- wichtigstes Ausscheidungsmittel der Biochemie
- reguliert den Flüssigkeitsgehalt des Gewebes
- regt die Absonderung der Galle an
- wirkt auf die Tätigkeit des Dickdarms
- wichtiges Leber- und Gallenfunktionsmittel

Natrium sulfuricum wird auch als „das Salz der inneren Reinigung und der Ausscheidung" bezeichnet und ist wohl jedem, der bereits einmal Heilfasten ausprobiert hat, als Glaubersalz bestens bekannt. Als homöopathisch aufbereitetes Schüßler-Salz führt es natürlich nicht zu so schnellen und direkten Reaktionen wie das unverdünnte Glaubersalz, sondern beschleunigt Stoffwechselvorgänge sanft. Aber auch als homöopathisch aufbereitetes Mittel ist es das wichtigste Salz für die Ausscheidungsorgane Leber, Galle, Darm und Nieren. Es kommt vor allem in den Körpersäften vor. Es zieht Wasser aus den Zellen und bringt es zur Ausscheidung über die Nieren und die Haut, hilft damit auch beim Ausschwemmen von Ödemen.

Natrium sulfuricum wirkt Stauungen, auch jenen der Bauchlymphe, entgegen und reinigt Leber und Milz, indem es den Körperzellen das Wasser entzieht und es zusammen mit Schlacken aus den Geweben austreibt. Somit ist es hilfreich, um nach Belastungen die Leber in ihrer Regeneration zu unterstützen.

Bei einer beginnenden fieberhaften Erkältung kann man mit Natrium sulfuricum einen Schweißausbruch provozieren. Dies unterstützt den Abwehrkampf. Allerdings ist eine hohe Dosierung von Natrium sulfuricum dafür notwendig, am besten 10 Tabletten in einem Glas heißem Wasser auflösen und langsam trinken. Falls der Schweißausbruch nicht eintritt, gegebenenfalls die Einnahme ein- oder zweimal wiederholen.

Körperliche Hinweise auf das Schüßler-Salz Nr. 10 sind die typischen Kennzeichen von Flüssigkeitsstauungen und einer gehemmten Ausscheidung:

Personen, die Natrium sulfuricum brauchen, erkennt man an ihrer eher grünlich-gelblichen Gesichtsfarbe sowie einer eventuell vorhandenen entzündlichen Röte der Nase (Schnapsnase). Ihre Zunge ist an der Wurzel goldgelb belegt, der Mundgeschmack bitter. Natrium-sulfuricum-Persönlichkeiten neigen zur Schuppenbildung und haben gerne struppiges, sprödes Haar. Sie sind eher frostig und werden selbst nachts im Bett nicht richtig warm. Auffallend ist eine eher introvertierte, melancholische Gemütsverfassung.

Magenverstimmungen sind für diese Menschen bekannte Begleiter im Leben, es kann auch eine beständige Übelkeit auftreten.

Typischerweise verschlechtern sich ihre Beschwerden immer bei feuchtem Wetter oder feuchter Umgebung sowie nachts und frühmorgens.

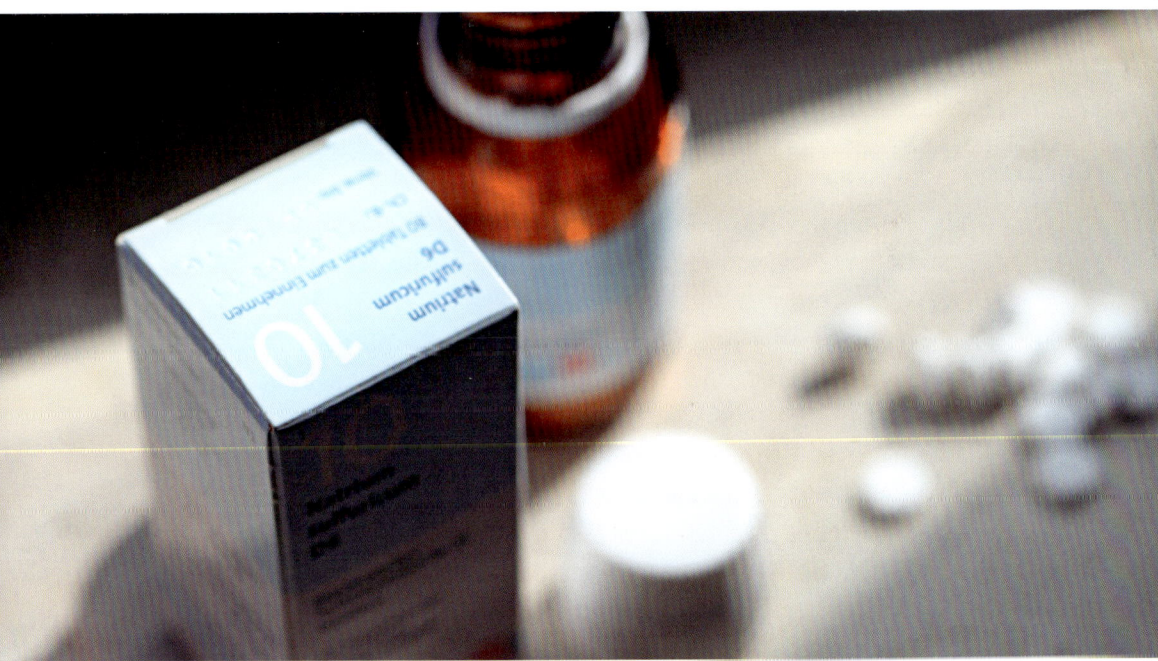

Schüßler-Salz Nr. 11
Silicea (Kieselsäure)

Auf einen Blick: Silicea

- enthalten im Bindegewebe
- kosmetische Wirkung auf Haut, Haare und Nägel
- bei schlechter Wundheilung und Neigung zu eitrigen Entzündungen
- befeuchtet sämtliche Gewebe
- hilfreich bei Hautjucken aufgrund trockener Haut alter Menschen
- wichtiges Nervenmittel, stärkend und regenerierend
- wichtiges Stoffwechselmittel mit aufbauender Wirkung

Silicea ist vor allem als kräftigendes und befeuchtendes Mittel für Bindegewebe, Haut und Haare bekannt und wird deshalb auch häufig „Kosmetikum" oder „Verjüngungsmittel der Biochemie" genannt. Es reguliert den Feuchtigkeitshaushalt des Gewebes und gibt Bindegewebe, Knochen und Knorpel Struktur und Kraft. Es nährt zum Beispiel brüchige und splitternde Nägel und Haare und verbessert den Zahnschmelz.

Gleichzeitig ist die Kieselsäure aber auch ein wichtiges Mittel für die Abwehrkraft und hat sich als Abschlussmittel nach Entzündungen und Infektionen bewährt.

Silicea kommt im Körper im Bindegewebe und in fast allen Zellen vor, sodass seine Wirkung ein sehr breites Spektrum aufweist, von dem hier nur eine Auswahl genannt werden kann. Im Darm fördert dieses Mineralsalz die Aufnahme von Vitaminen und Mineralien durch die Darmschleimhaut. Außerdem unterstützt es die Ausscheidung gelöster Stoffe mit dem Schweiß über die Haut. So auch den Abbau von Ablagerungen durch harnsaure Kristalle in Haut, Nieren und Gelenken (siehe dazu auch Schüßler-Salz Nr. 9).

Ein großes Einsatzgebiet der Kieselsäure sind Entzündungen mit Eiterbildung, besonders angezeigt bei der Neigung dazu. Silicea beschleunigt den Abbau des Eiters über das Lymphsystem. Ähnliches passiert auch mit blauen Flecken in der Haut. Auch überschießendes Narbengewebe lässt dieses Schüßler-Salz abheilen.

Daneben hat Silicea aber auch eine positive Wirkung auf das Nervengewebe, wo sich ebenfalls Säuren ansammeln und die Funktionsfähigkeit der Nervenbahnen stören können. Ein Mangel an Silicea kann in diesem System zum Beispiel zu einer übermäßigen Empfindlichkeit gegen Licht, Geräusche oder sonstige äußere Reize führen.

Körperliche Hinweise auf das Schüßler-Salz Nr. 11 sind die typischen Kennzeichen eines schwachen Bindegewebes:
Die Kieselsäure hat auch in der Erdkruste eine wichtige Schutzfunktion. Menschen, die Silicea brauchen, machen daher den Eindruck, dass ihnen eine schützende Hülle fehlt. Ihre Gesichtshaut erscheint, als habe sie einen glasklaren, firnisartigen Film, oder aber eingefallen, bleich, mit Falten. Silicea-Personen neigen zu Bindegewebsschwäche, die sich zum Beispiel in schlaffen Muskeln oder krumm wachsenden Nägeln äußern kann. Ihre Zunge ist bräunlich-schleimig belegt und oft wund. Durch den Mangel an Kieselsäure fallen ihre große Schreckhaftigkeit, gereizten Nerven, ihr Mangel an Lebenswärme, ihr ständiges Frösteln und ihre Überempfindlichkeit gegen alle Sinneseindrücke auf.

Typischerweise verschlimmern sich die Beschwerden durch Unterkühlung, im Winter und durch Wetterwechsel und werden bei Wärme und in Ruhe besser.

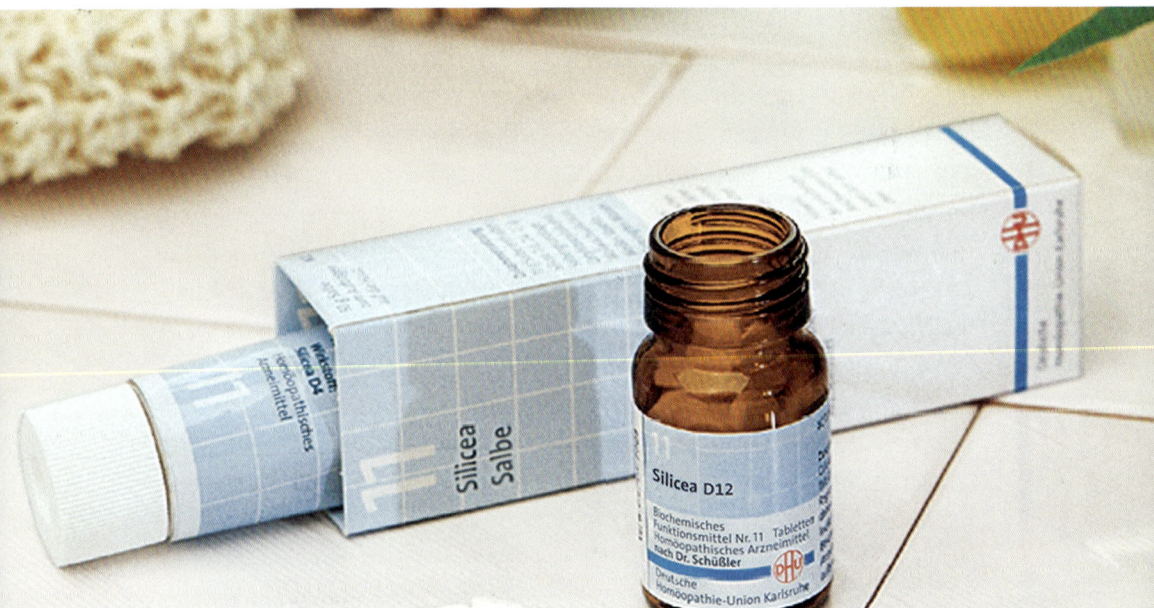

Schüßler-Salz Nr. 12
Calcium sulfuricum (Calciumsulfat, Gips)

Auf einen Blick:
Calcium sulfuricum

- Funktionsmittel
  des Bindegewebes
- klärt die Lymphflüssigkeit
- ein Hauptmittel bei Eiterungen
  und Abszessen
- unterstützt die Blutgerinnung

Dieses Mineralsalz hatte Schüßler ursprünglich in seine 12 Gewebemittel aufgenommen, es aber später wieder herausgenommen, weil er der Meinung war: „Der schwefelsaure Kalk ist zwar gegen manche Krankheiten (Eiterungsprozesse, Haut- und Schleimhaut-Affektionen) mit Erfolg angewendet worden; da er aber … nicht in die konstante Zusammensetzung des Organismus eingeht, so muss er von der biochemischen Bildfläche verschwinden. Statt seiner kommt Natrium phosphoricum resp. Silicea in Betracht." Schüßler irrte, wie sich durch verbesserte Untersuchungsmethoden später herausstellte. Deshalb ist Calcium sulfuricum in den meisten Auflistungen der Schüßler-Salze auch heute noch beziehungsweise wieder enthalten.

Calcium sulfuricum kommt in Leber, Galle, Herz, Gehirn, Milz, Muskeln, Eierstöcken und Hoden vor. Seine hauptsächliche Wirkung entfaltet es auf das Bindegewebe, im Sinne einer Abwehr- und Entgiftungssteigerung. Somit wird es vor allem dort im Körper gebraucht, wo diese Eigenschaft wichtig für den Schutz von Gewebe ist. Dies ist besonders im Mund- und Rachenraum, in den Nebenhöhlen und Bronchien der Fall.

Dieses Schüßler-Salz kommt in der Therapie vor allem bei (eitrigen) Entzündungen der Mandeln oder im Magen-Darm-Trakt zum Einsatz. Ebenso hilfreich ist es bei eitrigen Ausschlägen der Haut, Ekzemen, Fisteln, Furunkeln und anderen eitrigen Entzündungen, die nicht ausheilen wollen.

Eine besondere Bedeutung kommt dem Calcium sulfuricum bei Herderkrankungen im Kopfbereich zu. Chronische eitrige Entzündungen können in den Körper streuen und dort zum Beispiel zu rheumatischen Beschwerden führen.

Körperliche Hinweise auf das Schüßler-Salz Nr. 12 sind die typischen Zeichen auf ein verschlacktes Bindegewebe oder eitrige Entzündungen:

Menschen, denen es an Calcium sulfuricum mangelt, fallen durch ihre gelblich, ungesund aussehende Verfärbung der Gesichtshaut auf, vor allem um Mund und Nase ist diese deutlich zu erkennen. Auch die Fingernägel können gelblich verfärbt sein, ebenso der Belag an der Zungenbasis, der halbtrockenem gelblichem Lehm ähnelt.

Typisch ist diesem Mittel eine Verbesserung durch Wärme und eine Empfindlichkeit auf Zugluft und Berührung, unter denen sich die Beschwerden einstellen oder verschlechtern.

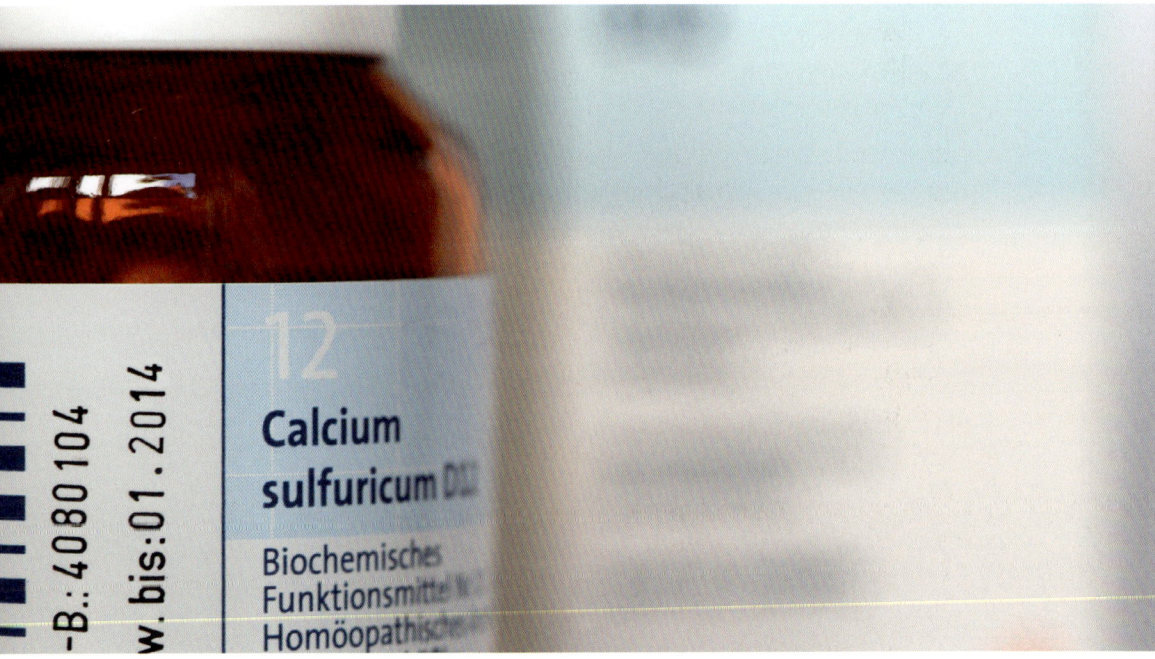

Die Ergänzungsmittel

Dr. Schüßler lehnte es zu seinen Lebzeiten stets ab, weitere als seine eben beschriebenen zwölf Salze in seine Therapie aufzunehmen. Selbst beim Salz mit der Nummer 12, Calcium sulfuricum, war er unschlüssig und entfernte es wieder aus seiner Auflistung. Der Grund: Bei Gewebeanalysen – in der Regel wurde damals die Asche von verbrannten Geweben untersucht – wurde festgestellt, dass Calcium sulfuricum kein ständiger Bestandteil der Körpergewebe war. Dies war für ihn aber eines von zwei entscheidenden Kriterien dafür, welche Salze er in seine Therapieform mit einschloss. Denn für den deutschen Arzt und Homöopathen waren nur jene Salze biochemische Heilmittel, die zum einen regelmäßige Bestandteile von Zellen und Geweben waren, und zum anderen jene, die innerhalb der natürlichen Vorgänge im menschlichen Organismus eine Funktion ausübten beziehungsweise eine solche in Gang setzen.

Erst nach Schüßlers Tod führten die Anhänger seiner Therapie aufgrund der moderneren Nachweismethoden weitere Mineralsalze ein, die man zur Abgrenzung zu den ursprünglichen Mineralsalzen Schüßlers Ergänzungsmittel nennt. Denn inzwischen weiß man, dass im menschlichen Körper etwa 50 verschiedene Elemente dauerhaft vorkommen, viele von ihnen allerdings nur in ganz geringen Mengen, die sogenannten Spurenelemente.

Momentan sind folgende 12 Ergänzungssalze gängig:

Schüßler-Salz Nr. 13 Kalium arsenicosum

Schüßler-Salz Nr. 14 Kalium bromatum

Schüßler-Salz Nr. 15 Kalium jodatum

Schüßler-Salz Nr. 16 Lithium chloratum

Schüßler-Salz Nr. 17 Manganum sulfuricum

Schüßler-Salz Nr. 18 Calcium sulfuratum

Schüßler-Salz Nr. 19 Cuprum arsenicosum

Schüßler-Salz Nr. 20 Kalium aluminium sulfuricum

Schüßler-Salz Nr. 21 Zincum chloratum

Schüßler-Salz Nr. 22 Calcium carbonicum

Schüßler-Salz Nr. 23 Natrium bicarbonicum

Schüßler-Salz Nr. 24 Arsenum jodatum

Darüber hinaus etablierten sich den vergangenen Jahren drei weitere Ergänzungsmittel:

Schüßler-Salz Nr. 25 Aurum chloratum natronatum

Schüßler-Salz Nr. 26 Selenium

Schüßler-Salz Nr. 27 Kalium bichromicum

Im Folgenden werden nur noch diejenigen Ergänzungsmittel eingehender vorgestellt, die in den vorangegangenen Kapiteln dieses Buches erwähnt und empfohlen wurden.

Schüßler-Salz Nr. 14
Kalium bromatum (Kaliumbromid)

Auf einen Blick:
Kalium bromatum

- wichtig bei allen Störungen mit erhöhter Sensibilität
- beruhigt bei Erregung und innerer Unruhe
- wirkt entspannend auf Muskulatur, auch bei Krampfhusten
- hilfreich bei erhöhter Talgproduktion, z. B. bei Akne

Kalium bromatum wirkt vor allem beruhigend auf das Nervensystem. Bei allen nervösen Erregungszuständen kann es eingesetzt werden, zum Beispiel bei Schlafstörungen, Kopfschmerzen und Migräne. Auch bei unruhigen Kindern, die ständig in Bewegung sind, besonders wenn sie ihre Hände nicht ruhig halten können.

Aber auch nervöse Sehstörungen, Hauterkrankungen auf nervöser Grundlage oder nervöse Zuckungen können zum Wirkspektrum von Kalium bromatum gehören.

Die Nr. 14 hat einen entspannenden und entkrampfenden Effekt auf die Muskulatur. Deshalb ist dieses Mineralsalz bei trockenem Reizhusten, Keuchhusten und nervösem Asthma angezeigt.

Achtung: Kalium bromatum wirkt dämpfend auf die Schilddrüse. Bei längerer Einnahme wäre eine Förderung der Gewichtszunahme denkbar. In diesem Buch wird Kalium bromatum zur Unterstützung bei der Raucherentwöhnung empfohlen. Eingebettet in die anderen Maßnahmen und Schüßler-Empfehlungen ist der Effekt der Gewichtszunahme aber nicht zu erwarten.

Bei der Akne-Behandlung Jugendlicher hat sich Kalium bromatum neben Natrium phosphoricum bewährt. Auch bei Erwachsenen ist die Regulierung einer übermäßigen Talgproduktion zu erwarten.

Körperliche Hinweise auf das Schüßler-Salz Nr. 14:

Ein Hinweis auf einen Bedarf an Kalium bromatum ist die auffällige Verbesserung der Beschwerden durch Beschäftigung. In der Ruhe verschlechtern sich alle Symptome.

Manchmal fallen bei den Menschen, die einen Mangel an diesem Mineralsalz haben, besonders hervorstehende Augäpfel auf.

Schüßler-Salz Nr. 15
Kalium jodatum (Kaliumjodid)

Auf einen Blick:
Kalium jodatum

- bringt Jod in die Zelle
- wichtiges Mittel für die Schilddrüse, wirksam bei Über- und Unterfunktion der Schilddrüse
- wirkt gegen Schwellungen und Verhärtungen der Drüsen und Lymphknoten
- wichtiges Ergänzungsmittel bei Entzündungen, insbesondere der Atemwege
- entzieht Zellen und Gewebe Flüssigkeit

Dieses Mineralsalz ist in den allermeisten Körperzellen enthalten, vor allem in der Schilddrüse, die ja besonders auf die Versorgung mit ausreichend Jod angewiesen ist und einen wesentlichen Einfluss auf den Stoffwechsel hat. Deshalb kommt dieses Schüßler-Salz vor allem bei Störungen der Schilddrüse zum Einsatz – sowohl bei einer Über- als auch bei einer Unterfunktion. Besonders die Unterfunktion der Schilddrüse hat häufig Auswirkungen auf das Körpergewicht: Durch den herabgesetzten Stoffwechsel nehmen die Patienten zu. Die Hormone der Schilddrüse bewirken einen erhöhten Energie- und Sauerstoffumsatz, regulieren den Wärmehaushalt, steuern das Wachstum und die Organentwicklung, etwa von Gehirn und Knochen, die Verwertung von Zucker und Fetten.

Ebenso hilft Kalium jodatum aber auch sehr mageren Menschen, die durch eine Überfunktion der Schilddrüse nur schwer an Gewicht zunehmen.

Neben den Atemwegen hat sich Kalium jodatum auch bei Entzündungen von Gelenkkapseln, Bändern und der Knochenhaut bewährt. Es resorbiert Schwellungen und löst Verhärtungen auf.

Körperliche Hinweise auf das Schüßler-Salz Nr. 15:

Menschen, deren Schilddrüse nicht optimal arbeitet, verspüren häufig ein Enge- oder Druckgefühl im Hals und müssen sich ständig räuspern. Sie sind schnell reizbar und verspüren eine ständige Ruhelosigkeit.

Typisch für Kalium-jodatum-Persönlichkeiten ist eine Verschlechterung ihrer Beschwerden durch Nässe und Wärme sowie nachts und in Ruhe. Besser fühlen sie sich bei Bewegung an der frischen Luft.

Schüßler-Salz Nr. 16
Lithium chloratum (Lithiumchlorid)

Auf einen Blick:
Lithium chloratum

- fördert die Ausscheidung von Harnsäure
- wirkt stimmungsaufhellend bei depressiven Verstimmungen
- schützt vor Folgen von Stress

Lithium chloratum unterstützt die Ausscheidung von Harnsäure und Harnstoff. Damit ist es bei allen Beschwerden, die durch eine vermehrte Ablagerung von Harnsäure verursacht werden, zu empfehlen. Dazu gehören die Gicht und rheumatische Beschwerden vor allem der kleinen Gelenke, also der Hand- und Fußgelenke. Aber auch Muskelschmerzen oder ein Hexenschuss können sehr günstig durch die Nr. 16 beeinflusst werden.

Bewährt ist auch die stimmungsaufhellende Wirkung. Sie wird bei einer depressiven Verstimmung und emotionalen Labilität genutzt. Das Mittel wirkt besonders gut, wenn die depressive Verstimmung durch eine Verschlackung hervorgerufen wurde.

Bei lange andauerndem Stress kann es dazu kommen, dass die Nebenniere nicht mehr genügend Cortisol abgibt. Das liegt daran, dass sich die Nebenniere an die ständige Stimulation durch übergeordnete Hirnbereiche gewöhnt und nicht mehr ausreichend darauf reagiert. Lithium chloratum scheint die Nebenniere wieder für entsprechende Reize sensibler zu machen. Ein wichtiger Beitrag zum Schutz vor Burn-out.

Körperliche Hinweise auf das Schüßler-Salz Nr. 16:

Eine Tagesschläfrigkeit fällt auf. Offenbar, weil nicht ausreichend Cortisol am Morgen von der Nebenniere ausgeschüttet wird. Die morgendliche Cortisolausschüttung lässt uns am Morgen in Schwung kommen.

Schüßler-Salz Nr. 17
Manganum sulfuricum (Mangansulfat)

**Auf einen Blick:
Manganum sulfuricum**

- regt die Blutbildung an
- wichtig für die Energiegewinnung
- unterstützt Aufbau von
  Knochen- und Knorpelgewebe
- verbessert die Blutzirkulation

Manganum sulfuricum tritt im Körper immer zusammen mit Eisen auf. Es unterstützt die Eisenwirkung. Deshalb ist die Kombination dieses Salzes mit dem Basismittel Ferrum phosphoricum ratsam. Bleiche, anämische Menschen, die unter Müdigkeit und Erschöpfung leiden, können von Manganum sulfuricum profitieren. Störungen der Blutzirkulation, insbesondere bei anämischen Menschen, sprechen gut auf Manganum sulfuricum an. Symptome können zum Beispiel Herzklopfen oder Ohrgeräusche (Nonnensausen) sein.

Aber auch bei starker körperlicher Arbeit kann die Nr. 17 zur vermehrten Energiegewinnung und zur Leistungssteigerung genutzt werden.

Neben den anorganischen Substanzen enthält Knochen- und Knorpelgewebe auch organische Bestandteile. Dazu gehören die sogenannten Proteoglykane. Die bekanntesten Vertreter sind die Hyaluronsäure und das Chondroitinsulfat. Das Enzym, das an der Bildung dieser wichtigen Knorpelsubstanzen beteiligt ist, braucht Mangan zum Funktionieren. Manganum sulfuricum kann bei Arthrose und Osteoporose, aber auch bei entzündlichen Gelenkerkrankungen angewandt werden.

Körperliche Hinweise auf das Schüßler-Salz Nr. 17:

Menschen mit einem Bedarf an Manganum sulfuricum wirken anämisch. Sie sind blass, erschöpft und haben einen müden Gesichtsausdruck. Die Haut ist meist trocken, rau und neigt zu Einrissen und zu Juckreiz. Auch die Schleimhäute sind eher trocken. Zungenbrennen und ein trockener Mund können auftreten.

Eine Verschlechterung der Beschwerden tritt bei Wetterwechsel zum Nasskalten und durch Überarbeitung auf. Ruhe und frische Luft bessern.

Schüßler-Salz Nr. 19
Cuprum arsenicosum (Kupferarsenit)

Auf einen Blick:
Cuprum arsenicosum

- bewährt bei Krämpfen
- unterstützend bei Störungen des Nervensystems
- heilend bei akuten Magen-Darm-Erkrankungen

Cuprum arsenicosum kommt für alle Krämpfe und Erkrankungen, die mit Krämpfen einhergehen, in Betracht. Vor allem dann, wenn die Behandlung mit den Basismitteln nicht zum Erfolg geführt hat. Die Wirkung erstreckt sich sowohl auf Krämpfe der Skelett-Muskulatur, zum Beispiel Wadenkrämpfe oder Verspannungen im Schulter-Nacken-Bereich, als auch auf Krämpfe der glatten Muskulatur. Von diesen können besonders der Magen-Darm-Trakt, die Atem- und Harnwege sowie die Blutgefäße betroffen sein. Bei Krämpfen der Blutgefäße kann es zu schweren Durchblutungsstörungen kommen. Ein bekanntes Beispiel ist der sogenannte Morbus Raynaud, der durch anfallsartige Gefäßkrämpfe in den Fingern mit Schmerzen, Taubheitsgefühl und plötzlichem Weißwerden gekennzeichnet ist.

Auch bei akuten Infekten des Magen-Darm-Trakts hat sich die Einnahme von Cuprum arsenicosum bewährt. Besonders wenn starke Krampfkoliken und Brechdurchfall mit wässrig-schleimigem Stuhl auftreten.

Körperliche Hinweise auf das Schüßler-Salz Nr. 19:

Kalter klebriger Schweiß und ein allgemeines Kältegefühl sind gute Hinweise auf den Bedarf an Nr. 19. Der Schweiß tritt häufig nachts auf. Auch ein vermehrter Speichelfluss lässt sich beobachten.

Ein weiterer Hinweis auf Cuprum arsenicosum kann ein bläulicher Schimmer der blassen Haut sein.

Vermutlich hat die Nr. 19 auch eine günstige Wirkung bei frühem Ergrauen der Haare. Ein Versuch lohnt sich allemal!

Schüßler-Salz Nr. 21
Zincum chloratum (Zinkchlorid)

Auf einen Blick:
Zincum chloratum

- erbessert die Erholung und Regeneration der Nerven
- stärkt Haut, Haare und Nägel
- unterstützt das Immunsystem, besonders bei Stress
- reguliert den Säure-Basen-Haushalt
- stabilisiert Schleimhäute im Verdauungstrakt

Zincum chloratum hat sich bei verschiedenen Störungen des Nervensystems bewährt wie etwa Unruhe, Nervosität, Krämpfe (Schreibkrampf), Erschöpfung, Vergesslichkeit und Schlafstörungen.

Dieses Mineralsalz ist für gesunde Haut, Haare und Nägel wichtig. Das sogenannte Ameisenlaufen oder andere Empfindungsstörungen der Haut können auf einen Zincum-chloratum-Mangel hinweisen; ebenso nächtlicher Juckreiz der Haut, besonders an den Beinen.

Das Schüßler-Salz Nr. 21 ist ein wichtiges Mittel für geistig überarbeitete Menschen; Stress und Überarbeitung sind ihre häufigen Begleiter. Eine regelmäßige Einnahme von Zincum chloratum, zum Beispiel täglich fünf Tabletten über vier Wochen, können psychisch und physisch stabilisieren und stressbedingten Erkrankungen vorbeugen.

Auch auf die Ausscheidungsfunktionen des Körpers hat dieses Mittel einen positiven Einfluss. Denn ohne Zink können Säuren über die Nieren nicht im ausreichenden Maße ausgeschwemmt werden. Im Verdauungstrakt wirkt Zincum chloratum stabilisierend auf die Schleimhäute und ermöglicht auf diese Weise den Durchtritt der aufgenommenen Nährstoffe über die Darmschleimhaut. Einer erhöhten Durchlässigkeit wird aber gleichzeitig entgegengewirkt.

Körperliche Hinweise auf das Schüßler-Salz Nr. 21:

Weiße Flecken und Rillen der Fingernägel sind ein Hinweis auf einen Mangel an Zincum chloratum. Ebenso eine erhöhte Geräuschempfindlichkeit und wenn die Augen auf Licht mit vermehrtem Tränenfluss und einer Rötung der Bindehaut reagieren.

Eine Besserung der Beschwerden tritt häufig bei mäßiger Bewegung im Freien ein. Wein und andere Stimulanzien können zu einer Verschlechterung der Beschwerden führen.

Schüßler-Salz Nr. 22
Calcium carbonicum (Calciumcarbonat)

Auf einen Blick:
Calcium carbonicum

- verbessert den Lymphfluss und stärkt die Schleimhäute
- stärkt besonders Kinder in ihrer Entwicklung
- reguliert den Säure-Basen-Haushalt
- aktiviert den Stoffwechsel

Calcium carbonicum ist ein bewährtes Kindermittel. Während der gesamten Entwicklung vom Säugling bis zur Pubertät wird Calcium carbonicum häufig gebraucht. Calcium carbonicum unterstützt den Durchbruch der Milchzähne und allgemein das körperliche und geistige Wachstum. Es ist angezeigt bei einer schlechten Milchverträglichkeit und bei sauren Schweißen und Durchfällen. Später rücken dann eine Polypenbildung und eine verzögerte Entwicklung beim Sprechen oder Lernen in den Vordergrund. Calcium carbonicum macht müde Kinder wieder munter! In der Pubertät unterstützt dieses Mittel die reibungslose Geschlechtsentwicklung bei Jungen und Mädchen. Calcium carbonicum ist hilfreich bei einer sehr frühen ersten Periode und bei starken Blutungen.

Calcium carbonicum regt den Lymphfluss an und unterstützt damit auch alle Schleimhäute. Es hat sich bei einer ausgeprägten Neigung zu Katarrhen und Schwellung der Lymphknoten bewährt – nicht nur bei Kindern.

Calcium carbonicum unterstützt die Basenreserven im Körper und wirkt einer Übersäuerung entgegen.

Körperliche Hinweise auf das Schüßler-Salz Nr. 22:

Saures Aufstoßen, saurer Schweißgeruch und ein saurer Mundgeschmack weisen auf die Nr. 22 hin. Häufig findet man bei Menschen, die dieses Salz brauchen, eine große Schweißneigung, die besonders am Kopf ausgeprägt ist. Auch eine Abneigung gegen Milch und/oder deren schlechte Verträglichkeit sind häufig ein Hinweis auf einen Bedarf an Calcium carbonicum.

Menschen, die dieses Salz brauchen, haben meist geschwollene Lymphknoten.

Schüßler-Salz Nr. 23
Natrium bicarbonicum (Natriumhydrogencarbonat)

Auf einen Blick:
Natrium bicarbonicum

- aktiviert den Stoffwechsel
- unterstützt die Entschlackung
- reduziert die Harnsäure im Blut und im Gewebe
- beruhigt überreizte Magen- und Darmnerven

Dieses Mineralsalz ist ein wichtiger Helfer bei der Entschlackung. Es bringt einen eingeschlafenen Stoffwechsel wieder in Schwung und fördert vor allem die Ausscheidung über Nieren und Blase.

Natrium bicarbonicum bindet die in den Zellen als Abfallprodukt anfallende Kohlensäure, die bei allen Verbrennungsvorgängen entsteht, und schleust sie aus der Zelle. Bei einem Mangel des Mineralsalzes führt das Zuviel an Kohlensäure ansonsten zu einer unvollständigen Verbrennung von Fetten und Zucker in der Zelle, zu einer Überladung des Bluts mit Kohlensäure und zu einem Überschuss an Harnsäure. Somit hat ein Mangel dieses Mineralsalzes also direkten Einfluss auf eine Gewichtszunahme. Die Harnsäure wird ebenfalls durch Natrium bicarbonicum gebunden, sodass sie sich erst gar nicht im Gewebe anlagern kann. Damit wird die Nr. 23 zu einem wertvollen Ergänzungsmittel bei Schmerzen in Gelenken und Weichteilen. Auch die Osteoporose kann günstig beeinflusst werden: Natrium bicarbonicum wirkt einem Herauslösen von Mineralstoff-Ionen aus der Knochenmasse entgegen.

Natrium bicarbonicum kann sogar vorbeugend beim Sport eingenommen werden. Es beugt einer Übersäuerung der Muskulatur vor und verhindert dadurch ein schnelles Ermüden der Muskeln; zudem wird die Regeneration der Muskulatur beschleunigt.

Körperliche Hinweise auf das Schüßler-Salz Nr. 23:

Menschen, denen es an Natrium bicarbonicum mangelt, kann man an einer Schwellung der Nase und der Oberlippe sowie an Rötungen auf der Oberlippe erkennen. Auffallend ist ihre Abneigung gegen Fett und Fleisch. Sie regen sich leicht auf, und reagieren darauf häufig mit Beteiligung des Magen-Darm-Trakts.

Typisch für dieses Mittel ist eine Verschlimmerung der Beschwerden nach Genuss von Alkohol, fetten Speisen sowie bei starker Kälte und großer Hitze. Besser fühlen sich die Natrium-bicarbonicum-Personen bei mild-warmem Wetter und bei ausreichenden Erholungsphasen.

Glossar

Anabolismus
Stoffaufbau, also Umwandlung von Nahrungsstoffen in körpereigene Substanz.

Assimilation
Umbau körperfremder Stoffe (Nahrung) zu körpereigener Substanz.

Dissimilation
Abbau körpereigener Stoffe zur Energiegewinnung für die Lebensvorgänge.

Katabolismus
Abbau körpereigener Stoffe, meist zur Energiegewinnung oder zum Stoffumbau.

Konstitution
Die Summe der körperlichen und seelischen Veranlagungen eines Menschen.

Metabolisches Syndrom
Von einem Metabolischen Syndrom spricht man, wenn mindestens zwei der folgenden Symptome vorhanden sind:

☐ Bauchbetontes Übergewicht
☐ Bluthochdruck
☐ Erhöhter Blutzucker
☐ Fettstoffwechselstörung: Triglyzeride erhöht und/oder „gutes" Cholesterin (HDL) erniedrigt

Die einzelnen Faktoren verstärken sich gegenseitig, daher haben Betroffene ein hohes Risiko für Folgeerkrankungen der Blutgefäße und des Herzens.

Oxydativer Stoffwechsel

Abbau von Fetten, Zuckern und Eiweiß mit Hilfe von Sauerstoff (auch Oxygenium genannt) zur Energiegewinnung. Als Endprodukte entstehen Wasser und Kohlenstoffdioxid (CO_2); außerdem wird Wärme frei.

Parasympathikus

Bestandteil des vegetativen Nervensystems, übernimmt Aufgaben in den Ruhephasen des Körpers. Er ermöglicht die Erholung nach einer Belastung und sorgt dafür, dass in Ruhe keine Energie verschwendet wird.

Stoffwechsel

Die biochemischen Vorgänge im Körper beim Auf-, Um- und Abbau des Körpers sowie das Ausscheiden von Stoffwechselendprodukten. Man unterscheidet zwischen Baustoffwechsel und Energiestoffwechsel.

Baustoffwechsel: Gesamtheit der biochemischen Vorgänge zum Aufbau bzw. Erhalt der Körpersubstanz.

Energiestoffwechsel: Gesamtheit der biochemischen Vorgänge die zur Energiegewinnung dienen.

Sympathikus

Bestandteil des vegetativen Nervensystems, regelt Funktionen im Körper, die eine Leistungssteigerung ermöglichen. Zum Beispiel sorgt er bei Aktivität für eine Weitstellung der Atemwege, um mehr Sauerstoff über die Lungen in den Körper zu bekommen.

Triglyzeride

Triglyzeride bestehen aus Fettsäuren und Glyzerin. Sie werden mit der Nahrung aufgenommen oder im Körper selbst hergestellt. Eine Erhöhung der Triglyzeride im Blut ist ein Risikofaktor für Arteriosklerose und damit für Herz- und Gefäßerkrankungen.

Vegetatives Nervensystem (VNS)

Das vegetative Nervensystem steuert alle unbewussten Funktionen des Körpers. Dazu zählen zum Beispiel: Wärme- und Energiehaushalt, Atmung und Blutkreislauf, Stoffwechsel und Verdauung. Das VNS besteht aus zwei Gegenspielern, dem Sympathikus und dem Parasympathikus.

Verbrenner, guter

Menschen, die viel Energie, die sie mit der Nahrung aufnehmen, in Form von Wärme abgeben. Die schlechten Verbrenner legen diese Energie in Form von Fett an.

Andreas Beutel, Jahrgang 1964, ist Heilpraktiker mit Praxis in Augsburg. Seine Schwerpunkte sind die Mineralstofftherapie nach Dr. Schüßler und die traditionelle abendländische Medizin. Neben eigenen Veröffentlichungen gibt er als Verleger seit über zehn Jahren unter anderem führende Fachbücher zu Schüßler-Salzen heraus. Besonders am Herzen liegen ihm die Fachgebiete Stoffwechselstörungen und „Gesund Abnehmen". Zu diesen Themen wie auch zu den Schüßler-Salzen gibt Andreas Beutel zahlreiche Kurse und hält Vorträge. Informationen dazu finden Sie auf der Internetseite www.naturheilpraxis-beutel.de

Kathrin Ruf, 1977 in Augsburg geboren, absolvierte ein Zeitschriften-Volontariat bei der Verlagsgruppe Weltbild und war anschließend als Redakteurin für verschiedene Zeitschriften tätig. Seit Juli 2004 arbeitet sie als freie Journalistin und Buchautorin, seit 2008 ist sie Heilpraktikerin. Schwerpunkte ihrer Arbeit in den vergangenen Jahren waren vor allem Gesundheits- und Lebenshilfe-Themen.

Impressum

Bildnachweis: Deutsche Homöopathie-Union, Karlsruhe: S. 91, 103, 111
Georg Lehmacher: 72, 93, 95, 97, 101, 105, 107, 109, 113
Panthermedia: 11, 16, 18, 19, 26, 35, 40, 46, 50, 51, 56, 57, 58, 62, 63, 65, 69, 76, 78, 88, 89, 99

© 2011 Verlagsgruppe Weltbild GmbH,
Steinerne Furt, 86167 Augsburg

Layout, Satz und Repro: Atelier Lehmacher, Friedberg (Bay.)
Redaktionelle Mitarbeit: Kathrin Ruf, Augsburg
Umschlaggestaltung: Atelier Seidel, Verlagsgrafik - Maria Seidel, Teising
Umschlagmotiv: © istockphoto / Izabela Habur
Gesamtherstellung: Offizin Andersen Nexö Leipzig GmbH, Zwenkau
Printed in the EU

ISBN 978-3-8289-5066-5

Einkaufen im Internet:
www.weltbild.de